· 大国医用药心法丛书 ·

缪希雍

# 养阴用药心法

李成文 刘桂荣◎总主编

谷建军◎编

中国健康传媒集团
中国医药科技出版社

# 内容提要

缪希雍是明代著名的中医临床学家、中药学家，临证极重养阴，善用清凉甘润药治疗疾病。本书分为三章，分别将缪希雍的养阴诸药、养阴诸方、医案进行归纳整理，对深入学习和研究缪希雍养阴用药的学术思想和临床经验大有裨益，可供中医临床工作者、中医院校学生以及中医爱好者学习参考。

## 图书在版编目（CIP）数据

缪希雍养阴用药心法/谷建军编 . —北京：中国医药科技出版社，2021. 12

（大国医用药心法丛书）

ISBN 978 - 7 - 5214 - 2871 - 1

Ⅰ. ①缪⋯　Ⅱ. ①谷⋯　Ⅲ. ①补阴药 - 研究　Ⅳ. ①R286

中国版本图书馆 CIP 数据核字（2021）第 251403 号

**美术编辑**　陈君杞
**版式设计**　友全图文

出版　**中国健康传媒集团** | 中国医药科技出版社
地址　北京市海淀区文慧园北路甲 22 号
邮编　100082
电话　发行：010 - 62227427　邮购：010 - 62236938
网址　www. cmstp. com
规格　880 × 1230mm $^1/_{32}$
印张　5 $^3/_4$
字数　167 千字
版次　2021 年 12 月第 1 版
印次　2021 年 12 月第 1 次印刷
印刷　三河市万龙印装有限公司
经销　全国各地新华书店
书号　ISBN 978 - 7 - 5214 - 2871 - 1
定价　**28. 00** 元

获取新书信息、投稿、为图书纠错，请扫码联系我们。

## 《大国医用药心法丛书》

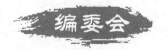

编委会

总主编　李成文　刘桂荣

编　委（按姓氏笔画排序）

李　萍　李成年　杨云松

谷建军　胡方林　胡素敏

戴　铭

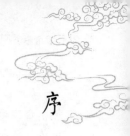

# 序

  中医药是中华民族优秀文化的瑰宝，千年来赓续不绝，不断发扬光大，一直护佑着中国人民的健康，庇佑中华民族生生不息，并在世界范围内产生着越来越大的影响力和吸引力。中医药在数千年的发展中，涌现出众多的医家。正是这一代代苍生大医，使得中医药学世代传承，汇成了川流不息的文化长河，为中华民族的繁衍和百姓的健康提供了保障，功不可没。历史长河中的名家圣手，穷尽一生的努力，留下了毕生心血实践的理论及光辉的著作，不仅是中华民族更是全人类的宝贵财富。以四大经典为代表的典籍为中医理论体系奠定了基础，历代医家不断研究和阐发，使之不断充实、提高、发展。他们以继承不泥古、发扬不离宗的精神繁荣着中医学。当前，中医药发展虽然面临"天时、地利、人和"的大好局面，但我们对于中医理论的系统学习和创新研究还很迟缓，远未满足中医药事业发展的需要，以及社会进步和人民群众的需求。如何按照中医药自身发展的规律来加快理论创新，促进学术进步，是我们这一代中医学者面临的艰巨任务。历代前贤已经积累了丰富而实用的学术理论和实践经验，并形成了独到的临床诊疗技艺，但却还没有得到很好的传承，继承不足，创新也就缺乏动力，制约着中医药事业的持续健康发展。

  幸运的是，我们党和政府高度重视中医药工作，特别是党的十八大以来，以习近平同志为核心的党中央把中医药工作摆在更加突出的位置，出台了一系列推进中医药事业发展的重要政策和措施，中医药改革发展取得显著成绩。在抗击新冠肺炎疫情过程中，中医药的应用取得了令人信服的成效，中医药方案具有独特性、可及性、社会性、安全性、经济性、多样性六大优势，获得了社会各界的普遍认可。古老的中医药历久弥新，正在被越来越多的人所接受。

《"健康中国 2030"规划纲要》提出，实施中医药传承创新工程，重视中医药经典医籍研读及挖掘，全面系统继承历代各家学术理论、流派及学说，不断弘扬当代名老中医药专家学术思想和临床诊疗经验，挖掘民间诊疗技术和方药，推进中医药文化传承与发展。这也是本丛书策划出版的初心和宗旨。

本丛书精选了自金元时期至清代共 10 位杰出医家，系统整理了他们独特的方药应用和临证经验。这些医家皆为应用方药具有代表性或学术特色突出的医家，论治疾病经验丰富，常于平淡之中见神奇，论述平实且切合临床实际；其所记录医案众多而真实，其治法方药均可师可法，治疗思路颇具启发性。

本次整理研究，是在反复阅读原著、把握全局的基础上，对医家的学术经验进行了全面探讨，尽量反映其临证思维方法，还原其用药思路、方法和规律，全书收罗广博、条分缕析，详略适中，有利于读者掌握医家应用方药的原理及临床运用规律，以适应当前临床实际的需要。

丛书内容完全出自医家原著，最大限度地反映医家本人的经验论述，不添加任何现代人的观点和评价，希望读者读来能有原汁原味、酣畅淋漓的感觉。另外，凡入药成分涉及国家禁猎和保护动物的（如犀角、虎骨等），为保持古籍原貌，原则上不改。但在临床运用时，应使用相关替代品。

本丛书的参编涉及全国多所高等中医院校及医疗机构的多位专家、学者。全体作者历时 5 年，怀着对中医药事业的赤子之心，在中医药传承道路上，默默奉献，以实际行动切实履行了"继承好、发展好、利用好"中医药学术的重大使命。

希望丛书能成为中医药院校在校学生和中医、中西医结合医生的良师益友；成为医疗、教学、科研机构及各图书馆的永久珍藏。

由于种种原因，丛书难免有疏漏之处，敬请读者不吝批评指正，以利于本书修订和完善。

在此衷心感谢中国医药科技出版社的大力支持！

丛书编委会
2021 年 9 月

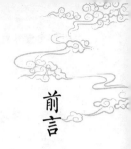

缪希雍，字仲淳，号慕台，江苏常熟人，明代医家。缪氏17岁患疟疾，自检医书，得方治愈，遂立志从医，博涉群书，著有《先醒斋医学广笔记》《医学传心》《神农本草经疏》《本草单方》等。

缪氏谓江南多湿热之气，人之体质多柔脆，真阴易亏，内热弥甚，故临证极重养阴。如认为外感伤寒及瘟疫以阳明证为多见，"阳明多气多血，津液所聚而荫养百脉，故阳明以津液为本"。治疗上主张以清润为原则，以清邪热、护津液为首要，治疗阳明病善用竹叶石膏汤。

缪氏论治杂病十分重视脾胃，提出养脾阴法："世人徒知香燥温补为治脾之法，而不知甘寒滋润益阴之有益于脾也。"因此，对脾阴不足之证立补脾阴法，用人参、白扁豆、山药等平和之品以补益脾胃的同时，多配伍石斛、沙参、麦冬、白芍、砂仁、麦芽等甘润清灵之品，使其补不温不燥不滞，或佐以生地黄、甘枸杞、白茯苓、黄柏等品，以酸甘柔剂补脾阴，对后世叶桂创立柔润清灵之养胃阴法颇有影响。

对于血证、中风等虚损之证，立足于益血养阴，治以甘寒、甘平、酸寒、酸温之品，用药如熟地黄、白芍药、牛膝、甘枸杞子、甘菊花、人乳等。又善用血肉有情之品，如鹿角胶、霞天膏、阿胶、黄明胶等，配合诸补气温阳、清热泻火、化瘀祛痰等品，遣药疏方体现了鲜明的个人风格。

为更好地学习缪氏养阴法，本次整理将其主要临床著作《先醒斋医学广笔记》《神农本草经疏》中养阴药、方、案做以归纳整理，以资读者参考，说明如下。

1. 第一章为养阴诸药，主要包括益气养阴药、滋阴清热药、滋阴降火药、滋阴养血药、凉血滋阴药、养阴活血药、养阴祛痰药、补肾益精药，计69味，均选自《神农本草经疏》，故每味药不再标明出处。其中有些药物作用较多，为便于整理，均按其主要作用归类。为便于阅读，将原书药物之"疏""主治互参""简误"等条目删除，以"性味""功用主治""发明""修治""配伍""附方""使用注意"等条目重新整理。原书部分药名不是常用名，为便于阅读，将常用名以括号形式附于其后。

2. 第二章为养阴诸方，主要包括《先醒斋医学广笔记》内外妇儿等各科用方181首，每方方末标明出处，每方按"主治""组成""用法"等条目整理。部分方剂原无方名，本次整理以其主治病症命名，以便于检索。又有部分方剂为古方，仅有方名，未载药物组成、功用主治等，本次整理皆按出处将有关内容补足，并出注说明。

3. 第三章为医案辑录，收录《先醒斋医学广笔记》内外妇儿等各科有关养阴医案75个，原医案皆无标题，本次整理以主治病症为标题，每方方末标明出处。部分医案用方仅有方名，请于第二章养阴诸方处检阅。

4. 原书有虎骨、水银粉、铜绿、黑铅、月经布等入药，以及药物解丹石毒如丹砂、水银、汞粉、砒霜等的记载，仅仅作为文献参考，临床要根据实际情况斟情选用替代品或慎重选用，切不可照搬照用。

编者

2021 年 6 月

# 目录

二、内科用方 ·················································· 89

# 养阴诸药

## 一、 益气养阴药

### 麦门冬

【性味】味甘平，微寒，无毒。

【功用主治】主心腹结气，伤中伤饱，胃络脉绝，羸瘦短气，身重目黄，心下支满，虚劳客热，口干燥渴，止呕吐，愈痿蹶，强阴益精，消谷调中，保神，定肺气，安五脏，令人肥健，美颜色，有子。久服轻身，不老不饥。

【发明】麦门冬，在天则禀春阳生生之气，在地则正感清和稼穑之甘。《本经》：甘平，平者，冲和而淡也。《别录》：微寒，著春德矣。入足阳明，兼入手少阴、太阴。实阳明之正药。

主心腹结气者，邪热之气结于心腹间也。以其清和微寒而平缓，故能散热结而下逆气也。伤中伤饱，以致胃络脉绝者，脾主肌肉，五脏之气皆禀于胃，胃病则脾无所禀，故羸瘦而短气也。身重目黄者，脾胃湿热也。心下支满者，脾虚而湿滞中焦也。虚劳客热，口干燥渴者，因虚劳而热客中焦，故口干而燥渴。阳明之热上冲，则兼呕吐也。痿蹶者，阳明湿热病也。阳明湿热盛，则上熏蒸于肺而为痿蹶。治痿独取阳明，治本之道也。

阴精生于五味，五味先入脾胃。脾胃得所养，则能散精于各脏而阴精充满，故能强阴益精也。中焦者，脾胃之所治也。脾胃安则中焦治，故能消谷而调中也。保神定肺气，则兼润乎心肺矣。胃气盛则五脏之气皆有所禀而安，脾胃俱实则能食而肥健。脾统血，心主血，五脏之英华皆见于面。血充脏安，则华彩外发而颜色美矣。脾胃强则后天之元气日盛。下气则阳交于阴，交则虚劳愈而内热不生，内热去则阴精日盛，故有子。断谷固著于《仙经》，却乃已疾之良药，故久服延年轻身而不老不饥也。

**【配伍】**同人参、五味子为生脉散，能复脉通心。夏月暑伤气服之良。酒后饮之，解酒毒。肺热者，去人参，加甘枸杞子作饮，治一切虚劳客热。

同五味子、枸杞、地黄、牛膝、鳖甲、酸枣仁、天冬，治五劳七伤。胃强者可加当归，火盛者可入黄柏、砂仁、甘草，三物俱递减。

治阳明疟，大渴引饮烦躁，或呕吐。麦门冬、石膏、知母、竹叶各数两，病人虚者加人参两许，痰多者加贝母、橘红各两许。

《药性论》云：麦门冬止烦渴，主大水，面目肢节浮肿，下水，治肺痿吐脓，宜同天门冬、薏苡仁、黄柏、芍药、茯苓、石斛、桑根白皮、五味子、牛膝，煮饮弥佳。

止泄精，宜兼覆盆、蒺藜、黄柏、五味子。

同茯苓、车前、黄连、石斛、猪苓、泽泻，疗心腹结气，身重目黄。

同青蒿、鳖甲、牛膝、地黄、芍药、天门冬、枸杞子、五味子、胡黄连、山药、茯苓、山茱萸，蜜丸，治骨蒸劳热。

**【附方】**日华子治五劳七伤，安魂定魄，止渴，肥人时疾，热狂头痛，止嗽。故同石膏、知母、竹叶、粳米，专疗时气头痛，大渴烦躁，及发狂甚者。须各数两浓煎，顿饮乃佳。虚羸人因作劳内伤而发者，可量加人参，名人参白虎汤。有肺热者勿入人参。

崔元亮《海上方》：同黄连治消渴。

《衍义》治心肺虚热，虚劳客热：入沙参、五味子。

**【使用注意】**麦门冬性寒，虽主脾胃，而虚寒泄泻及痘疮虚寒作泄、产后虚寒泄泻者咸忌之。

# 枸杞子

【性味】微寒，无毒。

【功用主治】主五内邪气，热中消渴，周痹风湿，下胸胁气，客热头痛，补内伤大劳嘘吸，坚筋骨，强阴，利大小肠。久服坚筋骨，轻身不老，耐寒暑。

【发明】枸杞感天令春寒之气，兼得乎地之冲气，故其味苦甘，其气寒而其性无毒。子味甘平，其气微寒，润而滋补，兼能退热，而专于补肾润肺，生津益气，为肝肾真阴不足，劳乏内热补益之要药。《本经》主五内邪气，热中消渴，周痹。补内伤大劳嘘吸，坚筋骨强阴，利大小肠。又久服坚筋骨，轻身不老，耐寒暑。老人阴虚者十之七八，故服食家为益精明目之上品。昔人多谓其能生津益气，除阴虚内热，明目者，盖热退则阴生，阴生则精血自长。肝开窍于目，黑水神光属肾，二脏之阴气增益则目自明矣。

【配伍】甘枸杞子得地黄、五味子、麦门冬、地骨皮、青蒿、鳖甲、牛膝，为除虚劳内热，或发寒热之要药。加天门冬、百部、枇杷叶，兼可治肺热咳嗽之因阴虚者。

【附方】《经验方》金髓煎：枸杞子，逐日摘红熟者，不拘多少，以无灰酒浸之，蜡纸封固，勿令泄气。两月足，取入砂盆中擂烂，滤取汁，同浸酒入银锅内慢火熬之，不住手搅，恐粘滞不匀。候成膏如饧，净瓶密收。每早温酒服二大匙，夜卧再服。百日身轻气壮，积年不辍，可以羽化也。

《经验方》枸杞酒：变白，耐老，轻身。用枸杞子二升，十月壬癸日，面东采之，以好酒二升，磁瓶内浸三七日。乃添生地黄汁三升，搅匀密封，至立春前三十日开瓶。每空心暖饮一杯，至立春后髭发却黑。勿食芜菁、葱、蒜。

《瑞竹堂方》四神丸：治肾经虚损，眼目昏花，或云翳遮睛。甘枸杞子一斤，好酒浸透，分作四份，一份同蜀椒一两炒，一份同小茴香一两炒，一份同芝麻一两炒，一份同川楝肉一两炒，拣取枸杞，加熟地黄、白术、白茯苓各一两，为末，炼蜜丸，日服。

《龙木论》疗肝虚下泪：枸杞子二斤，绢袋盛，浸一斗酒中，密封三七日饮之。

《肘后方》疗目赤生翳：枸杞捣汁，日点三四次，神验。

《圣惠方》治面黯皯疱：枸杞子十斤，生地三斤，为末。每服方寸匕，温酒下，日三服，久则如童颜。

《摄生方》疗注夏虚病：枸杞子、五味子，研细滚水泡，代茶饮，效。

【使用注意】枸杞虽为益阴除热之上药，若病脾胃薄弱，时时泄泻者勿入，须先治其脾胃，俟泄泻已止乃可用之。即用，尚须同山药、莲肉、车前、茯苓相兼，则无润肠之患矣。

# 五味子

【性味】味酸温，无毒。

【功用主治】主益气，咳逆上气，劳伤羸瘦，补不足，强阴，益男子精，养五脏，除热，生阴中肌。

【发明】五味子得地之阴，而兼乎天之阳气，故《本经》：味酸，气温，味兼五而无毒。王好古云：味酸，微苦咸。阴中微阳。入足少阴、手太阴血分，足少阴气分。主益气者，肺主诸气，酸能收，正入肺补肺，故益气也。其主咳逆上气者，气虚则上壅而不归元，酸以收之，摄气归元则咳逆上气自除矣。劳伤羸瘦，补不足，强阴，益男子精。《别录》：养五脏，除热，生阴中肌者，五味子专补肾，兼补五脏。肾藏精，精胜则阴强，收摄则真气归元而丹田暖，腐熟水谷，蒸糟粕而化精微则精自生，精生则阴长，故主如上诸疾也。《药性论》云：五味子，君，能治中下气，止呕逆，补诸虚劳，令人体悦泽，除热气，病人虚而有气兼嗽者加而用之。日华子云：暖水脏，下气，奔豚冷气，消水肿，反胃，心腹气胀，止渴，除烦热，解酒毒，壮筋骨，皆其极功也。

【配伍】同人参、麦门冬，名生脉散，能复脉通心。

入八味丸，代附子，能润肾强阴。

同吴茱萸、山茱萸、肉豆蔻、补骨脂、人参，治肾泄良。

同怀干地黄、甘枸杞子、车前子、覆盆子、肉苁蓉、白胶、麦门冬、人参、杜仲、白蒺藜、黄柏，主令人有子。

同天麦二冬、百部、阿胶、薄荷叶，主肺虚久嗽。

君干葛、白扁豆，解酒毒良。

【使用注意】痧疹初发，及一切停饮，肝家有动气，肺家有实热，应用黄芩泻热者，皆禁用。苁蓉为之使，恶葳蕤，胜乌头。

## 菟丝子

【性味】味辛甘平，无毒。

【功用主治】主续绝伤，补不足，益气力，肥健。汁去面䵟，养肌，强阴，坚筋骨。主茎中寒，精自出，尿有余沥，口苦燥渴，寒血为积。久服明目，轻身延年，得酒良，宜丸不宜煮。

【发明】菟丝子禀春末夏初之气以生，凝乎地之冲气以成，感秋之气而实。故《本经》言其味辛平，《别录》益之以甘者，正雷公所谓禀中和，凝正阳之气而结者也，其为无毒明矣。五味之中，惟辛通四气，复兼四味，经曰肾苦燥，急食辛以润之，菟丝子之属是也，与辛香燥热之辛迥乎不同矣，学者不以辞害义可也。为补脾肾肝三经要药。

主续绝伤，补不足，益气力，肥健者，三经俱实则绝伤续而不足补矣。脾统血，合肌肉而主四肢。足阳明、太阴之气盛，则力长而肥健。补脾故养肌，益肝肾故强阴，坚筋骨。暖而能补肾中阳气，故主茎中寒，精自出，尿有余沥。口苦燥渴者，脾肾虚而生内热，津液因之不足也，二脏得补则二病自愈。寒血为积者，劳伤则血瘀，阳气乏绝则内寒。血随气行，气弱不能统血以行，久而为积矣。凡劳伤皆脾肾肝三脏主之，肝脾气旺则瘀血自行也。久服明目轻身延年者，目得血而能视，肝开窍于目，瞳子神光属肾，肝肾实则目自明，脏实精满则身自轻，延年可必矣。王好古云：能补肝脏虚，故祛风，专主腰膝。腰膝者，肝肾之所治也。

【配伍】君莲实、山药、人参，能实脾止泄。嗜食加五味子、肉豆蔻、砂仁，能治肾泄。

同五味子、沙苑蒺藜、覆盆子、莲须、山茱萸、巴戟天、车前子、没食子、枸杞子，能益脾肾，固精种子。

同甘菊花、沙苑蒺藜、甘枸杞子、熟地黄、羚羊角、谷精草、决明子，能明目。

君术、人参、牛膝、胡麻仁，治丈夫腰膝积冷痛，或顽麻无力。

单服偏补人卫气，能助人筋脉。

【使用注意】肾家多火，强阳不痿者忌之，大便燥结者亦忌之。

# 葳蕤

【性味】味甘平，无毒。

【功用主治】主中风暴热，不能动摇，跌筋结肉，诸不足，心腹结气，虚热，湿毒，腰痛，茎中寒，及目痛眦烂泪出。久服去面黑黚，好颜色，润泽，轻身不老。

【发明】葳蕤禀天地清和之气，而得稼穑之甘，故《本经》：甘平无毒，主诸不足。久服好颜色，润泽，轻身不老。《别录》：又主心腹结气，虚热腰痛，茎中寒，目痛眦烂泪出。甄权：主内补不足，去虚劳客热，头痛不安，加而用之良。日华子谓：其除烦闷，止渴，润心肺，补五劳七伤虚损，腰脚疼痛。详味诸家所主，则知其性本醇良，气味和缓，譬诸盛德之人无往不利，终始一节，故可长资其利，用而不穷。正如斯药之能补益五脏，滋养气血，根本既治，余疾自除。

夫血为阴而主驻颜，气为阳而主轻身。阴精不足则发虚热，肾气不固则见骨痿及腰脚痛。虚而火炎则头痛不安，目痛眦烂泪出。虚而热壅则烦闷消渴。上盛下虚则茎中寒，甚则五劳七伤，精髓日枯，而成虚损之证矣。以一药而所主多途，为效良多，非由滋益阴精，增长阳气，其能若是乎？迹其所长，殆亦黄精之类欤？其主中风暴热，不能动摇，跌筋结肉，湿毒等证，皆是女萎之用，以《本经》二物混同一条故耳。

或谓即青黏，理或有之。纯而不驳，和而不偏，有益无损。昔彭城樊阿，少师事华佗，佗授以漆叶青黏散，服之利五脏，去虫，轻身益气，年至五百余岁。青黏生丰沛彭城及朝歌，一名地节，一名黄芝，主理五脏，益精气。本出于迷人入山，见仙人服之，以告佗，佗以为佳。语阿，阿秘之。人见阿之寿而气力强盛，问之，因醉误说，人服多验。后无复有人识青黏者，或云即黄精之正叶者，又云即葳蕤。

【配伍】同黄精、桑椹、何首乌能驻颜。

## 白胶（鹿角胶）

【性味】味甘平温，无毒。

【功用主治】主伤中，劳绝，腰痛，羸瘦，补中益气，妇人血闭无子，止痛安胎。疗吐血下血，崩中不止，四肢酸疼，多汗淋露，折跌伤损。久服轻身延年。

【异名】一名鹿角胶。

【发明】白胶是熬鹿角而成，故其味甘，气平。《别录》：温，无毒。气薄味厚，降多升少，阳中之阴也。入足厥阴、少阴、手少阴、厥阴经。经曰：劳则喘且汗出，内外皆越，中气耗矣。故凡作劳之人，中气伤绝，四肢作痛多汗，或吐血下血，皆肝心受病。此药味甘气温，入二经而能补益中气，则绝伤和，四肢利，血自止，汗自敛也。折跌伤损则血瘀而成病，甘温入血通行，又兼补益，故折跌伤损自愈。妇人血闭无子，乃崩中淋露，胎痛不安，腰痛羸瘦者，皆血虚肝肾不足之候，温肝补肾益血，则诸证自退而胎自得所养也。血气生，真阳足，故久服能轻身延年耳。更治尿血，溺精，疮疡肿毒及漏下赤白，妇人久服能令有子。

【配伍】同牛膝、牡丹皮、麦门冬、地黄、真苏子、郁金、白芍药、当归、童便、续断，治劳伤吐血。

同山茱萸、枸杞子、鹿茸、地黄、麦冬、杜仲、补骨脂、怀山药、车前子、五味子、巴戟天、莲须，治肾虚阳痿，精寒无子。

加入当归、紫石英，治妇人血闭，子宫冷，服之受孕。

【附方】《外台秘要》虚劳尿精及尿血：白胶二两炙，酒二升，顿和温服。

《肘后方》妊娠猝下血：以酒煮胶二两，消尽顿服。

【使用注意】鹿乃仙兽，纯阳之物也。其治劳伤羸瘦，益肾添精，暖腰膝，养血脉，强筋骨，助阳道之圣药也。肾虚有火者不宜用，以其偏于补阳也。上焦有痰热，及胃家有火者不宜用，以其性热复腻滞难化也。凡吐血下血系阴虚火炽者概不得服。得火良，畏大黄。

## 沙　参

【性味】味苦，微寒，无毒。

【功用主治】主血积，惊气，除寒热，补中，益肺气，疗胸痹，心腹痛，结热邪气头痛，皮间邪热，安五脏，补中。久服利人。

【发明】沙参禀天地清和之气，《本经》：味苦，微寒，无毒。王好古谓：甘而微苦。苦者，味之阴也。寒者，气之阴也。甘乃土之冲气所化，合斯三者，故补五脏之阴，故主血积惊气，除寒热，补中益肺气。《别录》：又疗胸痹，心腹结热，邪气头痛，皮间邪热者，苦能泄热，寒能除热，甘能缓急，益血补中，故疗诸因热所生病，而其功用驯致，安五脏补中，久服利人也。入手太阴经。

【配伍】同天门冬、麦门冬、百部、五味子、桑白皮，治肺痿肺热。

同贝母、枇杷叶、瓜蒌、甘草、桑白皮、百部、天门冬、款冬花，治久嗽。

【附方】葛洪：治猝得诸疝，少腹及阴中相引痛如绞，自汗出欲死，捣细末，酒服方寸匕，立瘥。

【使用注意】脏腑无实热，肺虚寒客之作嗽者勿服。

# 黄 芪

【性味】味甘，微温，无毒。

【功用主治】主痈疽，久败疮，排脓止痛，大风癞疾，五痔鼠瘘，补虚，小儿百病，妇人子脏风邪气，逐五脏间恶血，补丈夫虚损、五劳羸瘦，止渴、腹痛、泄痢，益气，利阴气。生白水者冷补。其茎叶疗渴及筋挛，痈肿疽疮。

【发明】黄芪禀天之阳气、地之冲气以生，故味甘微温而无毒。气厚于味，可升可降，阳也。入手阳明、太阴经。甘乃土之正味，故能解毒。阳能达表，故能退毒走表。甘能益血，脾主肌肉，故主久败疮，排脓止痛。风为阳邪，凡贼风虚邪之中人也，则病疠风。经曰：邪之所凑，其气必虚。性能实表，则能逐邪祛风，故主大风癞疾，五痔鼠瘘，补虚。兼主小儿天行痘疮之在阳分，表虚气不足者，小儿胎毒生疮疖。

《别录》：又主妇人子脏风邪气，逐五脏恶血者。血不自行，随气而行，参合血药则能之矣。补丈夫虚损、五劳羸瘦者，通指因劳阳气乏绝所生病也。甘温益元气，甘温除大热，故通主之。气旺则津液生，故止渴。血虚则腹痛，中焦不治亦腹痛。脾胃之气不足，则邪客之而泄痢，补中气则诸证自除矣。益气利阴气者，阳生阴长也。

【配伍】黄芪在补中益气汤，甘温能除大热，为治劳倦发热之要剂。

同生熟地黄、黄柏、黄芩、黄连、当归，加酸枣仁炒熟研，为治阴虚盗汗之正法。本方去三黄，加人参、五味子、酸枣仁，治表虚自汗。

同桂枝、白芍药、防风、炙甘草，能实表，治表虚畏风，伤风自汗。

【附方】与茅山术、生地黄等份，牛膝、黄柏减半，作丸，治积年湿毒𦡞疮，百药不效。

《外台秘要》：主甲疽疮肿烂，生脚指甲边，赤肉出。黄芪二两，蔄茹三两，苦酒渍一宿，猪脂五合，微火上煎取三合，绞去滓，以封疮上，日三度易，其肉即消。

同白芷、白及、甘草、金银花、皂角刺，排脓止痛。

同人参、甘草，治天行痘疮，阳虚无热证。

【使用注意】黄芪功能实表，有表邪者勿用。能助气，气实者勿用。能内塞补不足，胸膈气闭闷、肠胃有积滞者勿用。能补阳，阳盛阴虚者忌之。上焦热甚，下焦虚寒者忌之。病人多怒，肝气不和者勿服。痘疮血分热盛者禁用。

# 麻　子

【性味】味甘平，无毒。

【功用主治】主补中益气，中风汗出，逐水，利小便，破积血，复血脉，乳妇产后余疾，长发，可为沐药。久服肥健，不老神仙。

【发明】麻子即大麻仁，禀土气以生。《本经》：味甘平，无毒。然其性最滑利，甘能补中，中得补则气自益。甘能益血，血脉复则积血破，乳妇产后余疾皆除矣。风并于卫，则卫实而荣虚。荣者，血也，阴也。经曰：阴弱者，汗自出。麻仁益血补阴，使荣卫调和，风邪去而汗自止也。逐水利小便者，滑利下行，引水气从小便而出也。好古云：入手足阳明、足太阴经。阳明病汗多，及胃热便难，三者皆燥也，用之以通润。经曰：脾欲缓，急食甘以缓之。麻仁之甘以缓脾润燥，故仲景脾约丸用之。

【附方】《食医心镜》麻子仁粥：治风水腹大，腰脐重痛，不可转动，用冬麻子半升，研碎，水滤取汁，入粳米二合，煮稀粥，下葱、椒、盐、豉，空心食。

仲景方麻子仁丸：治脾约，大便秘而小便数。麻子仁二升，芍药半斤，厚朴一尺，大黄、枳实各一斤，杏仁一升，熬研，炼蜜丸，梧子大。每以浆水下十丸，日三服。不知再加。

《本事方》产后秘塞：许学士云，产后汗多则大便必秘，难于用药，惟麻子粥最稳。不惟产后可服，凡老人诸虚风秘皆妙。用大麻子仁、紫苏子各二合，洗净研细，再以水研，滤取汁一盏，分二次煮粥啜之。

夏子益《奇疾方》：截肠怪病，大肠头出寸余，痛，苦干则自落，又出，名为截肠病，若肠尽则不治。但初觉截时，用器盛脂麻油坐浸之，饮大麻子汁数升，即愈也。

**【使用注意】**陈士良云：多食损血脉，滑精气，痿阳事。妇人多食即发带疾，以其滑利下行，走而不守也。

## 薯蓣（山药）

**【性味】**味甘温平，无毒。

**【功用主治】**主伤中，补虚羸，除寒热邪气，补中益气力，长肌肉。主头面游风，头风眼眩，下气。止腰痛，补虚劳羸瘦，充五脏，降烦热，强阴。久服耳目聪明，轻身不饥，延年。

**【发明】**薯蓣得土之冲气，兼禀春之和气以生，故味甘，温平无毒。观其生捣敷痈疮，能消热肿，是微寒之验也。甘能补脾，脾统血而主肌肉。甘温能益血，脾治中焦，故主伤中，补虚羸，补中益气力，长肌肉，充五脏，除烦热，强阴也。其主寒热邪气及头面游风，头风眼眩，下气，止腰痛者，正以其甘能除大热，甘能益阴气，甘能缓中，甘温平能补肝肾。《药性论》云：薯蓣，臣，能补五劳七伤，祛冷风是也。盖寒热邪气者，阴不足则内热，内虚则外邪客之。热则生风，缓则下气，下气则阳交于阴。五劳既去，五脏既充，则久服耳目聪明，轻身延年之效自著矣。

**【配伍】**同地黄、枸杞、牛膝、甘菊花、白蒺藜、五味子，则补肝肾，益阴气，治一切虚羸，强阴长肌，增力明目。

同莲肉、白扁豆、人参、白芍药、茯苓、炙甘草、橘皮，则补脾健胃，止泄泻。加木瓜、藿香，安吐逆。

同羊肉、肉苁蓉作羹，可扶衰补虚羸。

【使用注意】薯蓣、薯蓣，确系两种。譬诸米谷，其种有粳、糯、籼、黍、稷之不同是也。入药必以冀州所产者为胜。总之，南方不迨北地，《图经》并载入四明则误矣。不宜与面同食。

## 二、滋阴清热药

### 天门冬

【性味】味苦甘平，大寒，无毒。

【功用主治】主诸暴风湿偏痹，强骨髓，杀三虫，去伏尸，保定肺气，去寒热，养肌肤，益气力，利小便，冷而能补。久服轻身益气，延年不饥。

【发明】天门冬正禀大寒初之气以生，得地之阴精独厚。味虽微苦甘而带辛，其气大寒，其性无毒，要以甘多者为胜。味厚于气，阴也，降也，除肺肾虚热之要药也。其主诸暴风湿偏痹，杀三虫，去伏尸，保定肺气，去寒热者，盖以热则生风，暴则属火。其言湿者，乃湿热之谓。苦以泄湿，寒以除热，热去则风止，湿泄则痹瘳。偏痹者，湿热所致也。

强骨髓者，肾为作强之官而主骨，湿热不去，下流客肾，能使人骨痿。肾欲坚，急食苦以坚之，天门冬、黄柏之属是已。且肾者，水脏也，平则温而坚，虚则热而软。味苦气寒，正入肾而除热坚软，故强骨也。三虫伏尸必生于脾肾俱虚、内热气弱之人，苦能杀虫，辛能散结，故杀三虫而除伏尸也。肺为华盖之脏，喜清肃而恶烦热，亦畏湿热。平则安和，发声清亮。一受火热，则为贼邪所干，而痰壅咳逆，气喘吐血，寒热声哑之证出焉。热泄则痰散而肺清，肺清则津液流通，气得下降而诸证自止矣。

养肌肤、益气力、利小便者，肺主皮毛，脾气散精，上归于肺，通调水道，下输膀胱。又肺为水之上源，朝百脉而主气，热邪退则肺得所养，故能养肌肤，益气力，利小便也。冷而能补者，热盛则肺肾俱虚，除虚热即补肺肾也。久服轻身益气、延年不饥者，热退则水足，水足则精固，精固则肾气益实。肾为先天真气之源，肾实骨强，延龄可知已。要之道书所录，皆指遗世独立、辟谷服饵之流者设，非谓恒人亦可望此也。

【配伍】痰之标在脾胃与肺，其本在肾。若非肾家有火，炎上薄肺，煎熬津液而成黏腻，则痰何自而生耶？天门冬味苦气大寒，能清热保肺，下通于肾，故同麦门冬、百部、桑白皮、枇杷叶、玄参、贝母、童便、竹沥，为清肺消痰止嗽必用之药。

同地黄、麦门冬、五味子、黄柏、车前子、枸杞、牛膝为丸，补阴除热，滋肾清燥。脾胃弱者加山药、白茯苓、砂仁以佐之。

同麦门冬、五味子熬膏，入炼蜜，益肺甚妙。亦治消渴。

同甘菊花酿酒，除一切风，能愈大风病。水煮则除风热，兼除烦闷。

同生地黄、麦门冬、白芍药、鳖甲、牛膝、杜仲、续断、童便，治吐血。

同干漆、百部、鳖甲、青黛、獭肝、象胆，杀三虫而除劳瘵。

同薏苡仁、桑黄、白及、紫菀、百部、百合，能除肺痿、吐脓血。

同青蒿、鳖甲、麦门冬、银柴胡、牛膝、白芍药、地骨皮、五味子，能治妇人骨蒸。

同麻子仁、麦门冬、生地黄、童便，能除大肠热燥。胃强者，略加桃仁。

同熟地黄、胡麻仁，和蜜久服，驻颜不饥。

【使用注意】天门冬味苦平辛，其气大寒。若因阴虚水涸，火起下焦，上炎于肺，发为痰喘者，诚哉要药也。然大寒而苦，不利脾胃阴虚之人。脾胃多弱，又以苦寒损其胃气，以致泄泻恶食，则危殆矣。何者？后天元气生于胃气，五脏之气皆因之以为盛衰者也。强则喜食而甘味，弱则恶食而不甘味。阴虚精绝之病，正赖脾胃之气强，能纳能消，以滋精气，若脾胃先困，则是后天生气之源绝矣。丸饵虽佳，总统于食，汤液虽妙，终属于饮。若非胃气无损，焉能纳而消之，以各归其根，奏平定之功哉？必不得已，当以薏苡仁、白茯苓、山药、甘草、白芍药同用，或用麦门冬以代之可也，误用之必泄。忌鲤鱼。

# 玄 参

【性味】味苦咸，微寒，无毒。

【功用主治】主腹中寒热积聚，女子产乳余疾，补肾气，令人明目。主暴中风伤寒，身热支满，狂邪忽忽不知人，温疟洒洒，血瘕，下寒血，除胸中气，下水，止烦渴，散颈下核，痈肿。心腹痛，坚癥，定五脏。久服补虚明目，强阴益精。甄权：杀瘤瘘、瘰疬。时珍：解斑毒，利咽喉。

【发明】玄参正禀北方水气，而兼得春阳之和，故味苦而微寒无毒。《别录》：兼咸，以其入肾也，为足少阴经君药。黑乃水色，苦能下气，寒能除热，咸能润下软坚，故主腹中寒热积聚，女子产乳余疾。补肾气，令人明目者，益阴除热，故补肾而明目也。热则生风，故主暴中风，及疗伤寒至春变温病，身热支满，狂邪忽忽不知人。

主温疟洒洒者，邪热在表也，胸中气亦邪热也。止烦渴，散颈下核痈肿者，解热软坚之效也，心腹痛亦热也。坚癥者，内热血瘀而干也。益阴除热，故定五脏，久服补虚强阴益精也。散结气而能软坚，故主瘰疬也。散结凉血降火，故解斑毒，利咽喉也。

【配伍】同升麻、甘草等份水煎，治发斑咽痛，出《活人书》。

同鼠黏子半生半炒，各两许，为末，新汲水服，治急喉痹风。

同地黄、甘菊花、蒺藜、枸杞子、柴胡，能明目。

同贝母、连翘、甘草、栝楼根、薄荷、夏枯草，治瘰疬。

同知母、麦门冬、竹叶，治伤寒阳毒，汗下后热毒不散，心下懊恼，烦不得眠，心神颠倒欲绝。

同黄连、大黄等份，蜜丸如梧子，每三四十丸，白汤下，治三焦积热。

【附方】《经验方》治劳香：玄参一斤，甘松六两，为末，炼蜜一斤和匀，入瓶中封闭，地中埋窨十日，取出，更用灰末六两，炼蜜六两，同和入瓶，更窨五日，取出烧之，常令闻香，其疾自愈。

【使用注意】血少目昏，停饮寒热支满，血虚腹痛，脾虚泄泻，并不宜服。忌犯铜器。

# 石 斛

【性味】味甘平，无毒。

【功用主治】主伤中，除痹，下气，补五脏虚劳羸瘦，强阴益精，补内绝不足，平胃气，长肌肉，逐皮肤邪热痱气，脚膝疼冷痹弱。久服厚肠胃，轻身延年，定志除惊。

【发明】石斛禀土中冲阳之气，兼感春之和气以生，故其味甘平而无毒。气薄味厚，阳中阴也。入足阳明、足少阴，亦入手少阴。甘能除热，甘能助脾，苦能益血，平能下气，味厚则能益阴气，故主伤中，下气，补五脏虚劳羸瘦，强阴益精，补内绝不足，平胃气，长肌肉，久服厚肠胃，轻身延年。定志除惊者，以其入胃、入肾、入心、脾，补益四经，则四经所生病皆得治疗。盖皆益脾、益胃、益肾、益心之功力也。又主除痹，逐肌肤邪热痱气、脚膝疼冷痹弱者，兼能除脾胃二经之湿故也。

【配伍】同麦门冬、白茯苓、橘皮、甘草，则益胃，强四肢。

同麦门冬、五味子、人参、炙甘草、白芍药、枸杞、牛膝、杜仲，则理伤中，补五脏虚劳羸瘦，强阴益精。

同枇杷叶、麦门冬、橘皮，则下气。

得木瓜、牛膝、桑白皮、石楠叶、白鲜皮、黄柏、茯苓、菖蒲，则主诸痹，及逐皮肤邪热痱气，冷痹弱。

夏月一味酒蒸，泡汤代茶，顿健足力。

【使用注意】宜入汤酒，不宜入丸。其味不苦而带甘，其形长而细，中坚实者良。酒洗蒸晒干用。慎毋误用木斛，味大苦，饵之损人。亦不入上焦药。

# 栝楼根

**【性味】**味苦寒，无毒。

**【功用主治】**主消渴身热，烦满大热，补虚安中，续绝伤，除肠胃中痼热，八疸身面黄，唇干口燥，短气，通月水，止小便利。

**【发明】**栝楼根禀天地清寒之气，故味苦气寒而无毒。能止消渴身热，烦满大热。热散则气复，故又主补虚安中。凉血则血和，故主续绝伤，并除肠胃中痼热。苦寒能除热，故主八疸身面黄、唇干口燥、短气。血凉则不瘀，故通月水。膀胱热解则小便不频，故能止小便利。黄瓜主胸痹及伤寒结胸，悦泽人面。栝楼仁主消痰，茎叶疗中热伤暑者，皆以其清寒散热故也。

**【配伍】**同贝母、竹沥、竹茹、荆沥、天门冬，消痰。

同金银花、连翘、贝母、白及、甘草，消一切肿毒。

实同黄连、枳实，为小陷胸汤，治伤寒虚结胸。

**【使用注意】**枸杞子为之使，恶干姜，畏牛膝、干漆，反乌头。脾胃虚寒作泄者勿服。

# 菊 花

**【性味】**味苦甘平，无毒。

**【功用主治】**主风头眩，肿痛，目欲脱，泪出，皮肤死肌，恶风湿痹，疗腰痛去来陶陶，除胸中烦热，安肠胃，利五脉，调四肢。久服利血气，轻身耐老延年。

**【发明】**菊花发生于春，长养于夏，秀英于秋，而资味乎土。历三时之气，得天地之清，独禀金精，专制风木，故为祛风之要药。苦可泄热，甘能益血。甘可解毒，平则兼辛，故亦散结。苦入心、小肠，甘入脾胃，平辛走肝胆，兼入肺与大肠。其主风头眩肿痛、目欲脱、泪出、皮肤死肌、恶风湿痹者，诸风掉眩，皆属肝木。风药先入肝，肝开窍于目，风为阳邪，势必走上，血虚则热，热则生风，风火相搏故也。腰痛去来陶陶者，乃血虚气滞之候。苦以泄滞结，甘以益血脉，辛平以散虚热也。其除胸中烦热者，心主血，虚则病烦，阴虚则热收于内，故热在胸中。血益则阴生，阴生则烦止，苦辛能泄热，故烦热并解。

安肠胃，利五脉，调四肢，利血气者，即除热祛风益血，入心、入脾、入肝之验也。久服轻身耐老延年者，物久则力专，力专则气化，化则变常。其酿酒延龄，和药变白，皆服饵专气之功，故亦为《仙经》所录矣。生捣最治疗疮，血线疗尤为要药。疗者，风火之毒也。

【配伍】甘菊花祛风要药。风木通肝，肝开窍于目，故为明目之主。同地黄、黄柏、枸杞子、白蒺藜、五味子、山茱萸、当归、羚羊角、羊肝，治肝肾俱虚目痛。加决明子、木贼草、谷精草、柴胡，可以去外翳。

同黄连、玄参、甘草、生地黄、荆芥穗、决明子、连翘、桔梗、柴胡、川芎、羌活、童便，可治风热目痛。

君川芎、细辛、藁本、当归、生熟地黄、天麦门冬、白芍药、甘草、童便，治血虚头痛，亦主头眩晕因痰结而作者。无痰，药不效。

与枸杞子相对，蜜丸久服，则终身无目疾，兼不中风及生疗疽。

连根生用为君，加紫花地丁、益母草、金银花、半枝莲、贝母、连翘、生地黄、栝楼根、白芷、白及、苍耳子、夏枯草，可治疗疮。甚者以蟾酥丸发汗。大便闭者，汗后以玉枢丹下之。如无玉枢丹，以大戟加蚤休、枣肉，丸服三钱，必下矣。

【附方】三、六、九、十二月，采叶、茎、花、根四物，并阴干百日，等份捣末，酒调下钱许。又可蜜丸如桐子大，每七丸，日三服，皆酒吞。一年变白，二年齿生，三年返老。仙人王子乔方也。

【使用注意】忌甘草，犯之则死，为大戟也。


## 地 骨

【性味】味甘淡，大寒。

**【功用主治】**主下焦肝肾虚热。

**【发明】**枸杞感天令春寒之气，兼得乎地之冲气，故其味苦甘其气寒而其性无毒。根名地骨，味甘淡。性沉而大寒，故主下焦肝肾虚热，为三焦气分之药。经曰：热淫于内，泻以甘寒者是已。

**【附方】**《千金方》治虚劳客热：枸杞根为末，白汤调服，有痼疾人慎之。

又方，治虚劳苦渴，骨节烦热，或寒：用枸杞根白皮切五升，麦冬三升，小麦二升，水二升，煮至麦熟，去滓。每服一升，口渴即饮。

又方，治肾虚腰痛：枸杞根、杜仲、萆薢各一斤，好酒三斗渍之。罂中密封，锅中煮一日，饮之任意。

《简便方》疗小便出血：鲜地骨皮，洗捣自然汁，无汁则以水煎汁。每服一盏，入酒少许，食前温服。

《千金方》治带下，脉数：枸杞根一斤，生地黄五斤，酒一耳，煮五升，日日饮之。

《兰室秘藏》治口舌糜烂，因膀胱移热于小肠，则上为口糜，心胃壅热，水谷不下：地骨皮、柴胡各三钱，水煎服之。

《卫生宝鉴》疗下疳：先以浆水洗之，后搽地骨皮末，生肌止痛。

《永类方》疗妇人阴肿或生疮：枸杞根煎水，频洗。

唐慎微《本草》疗痈疽恶疮脓血不止：地骨皮洗净，刮去粗皮，取细白瓤，以粗皮同骨煎汤洗，令脓血尽。以细瓤贴之，立效。

《千金方》治瘰疬出汗，此证手足肩背累累如赤豆：用枸杞根、葵根叶，煮汁煎如饧，随意服之。

《闺阁事宜》治足趾鸡眼作疮作痛：地骨皮同红花研细，敷之，次日即愈。

**【使用注意】**枸杞虽为益阴除热之上药，若病脾胃薄弱，时时泄泻者勿入。须先治其脾胃，俟泄泻已止，乃可用之。即用，尚须同山药、莲肉、车前、茯苓相兼，则无润肠之患。

## 决明子

**【性味】** 味咸苦，甘平，微寒，无毒。

**【功用主治】** 主青盲，目淫肤①，赤白膜，眼赤痛泪出，疗唇口青。多服益精光，轻身。

**【发明】** 决明子得水土阴精之气，而兼禀乎清阳者也，故其味咸平。《别录》：益以苦甘、微寒而无毒。咸得水气，甘得土气，苦可泄热，平合胃气，寒能益阴泄热，足厥阴肝家正药也。亦入胆、肾。肝开窍于目，瞳子神光属肾，故主青盲，目淫肤，赤白膜、眼赤痛泪出。《别录》：兼疗唇口青。《本经》：久服益精光、轻身者，益阴泄热，大补肝肾之气所致也。亦可作枕，治头风，明目。

**【配伍】** 得沙苑蒺藜、甘菊花、枸杞子、生地黄、女贞实、槐实、谷精草，补肝明目益精，除肝脏热之要药。

得生地黄、甘菊花、荆芥、黄连、甘草、玄参、连翘、木通，治暴赤风眼泪痛。

## 白　薇

**【性味】** 味苦咸平，大寒，无毒。

**【功用主治】** 主暴中风，身热支满，忽忽不知人，狂惑邪气，寒热酸疼，温疟洗洗，发作有时。疗伤中淋露，下水气，利阴气，益精。久服利人。

**【发明】** 白薇全禀天地之阴气以生，《本经》：味苦咸平。《别录》：益之以大寒，无毒可知已。暴中风、身热支满者，阴虚火旺则内热，热则生风，火气烦灼，故令支满。火旺内热，则痰随火涌，故令神昏忽忽不知人也。狂惑邪气，寒热酸疼，皆热邪所致也。阴气不足，则阳独盛而为热，心肾俱虚，则热收于内而为寒，此寒热之所以交作。寒热作则荣气不能内荣，是以肢体酸疼也。

---

① 目淫肤：即胬肉攀睛。

先热而后寒者，名曰温疟。疟必因暑而发，阴气不足则能冬不能夏，至夏而为暑邪所伤，秋必发为温疟。故知温疟之成，未有不由阴精不守而得者。若夫阴精内守，则暑不能侵，疟何自而作耶？上来诸证，皆由热淫于内之所发。经曰：热淫于内，治以咸寒。此药味苦咸而气大寒，宜其悉主之也。《别录》：疗伤中淋露者，女子荣气不足则血热，血热故伤中、淋露之候显矣。除热益阴则血自凉，荣气调和而前证自瘳也。水气亦必因于湿热，能除热则水道通利而下矣。终之以益精者，究其益阴除热功用之全耳。

【配伍】妇人调经种子方中往往用之。不孕缘于血少血热，其源必起于真阴不足，真阴不足则阳胜而内热，内热则荣血日枯，是以不孕也。益阴除热则血自生旺，故令有孕也。其方以白薇为君，佐以地黄、白芍药、当归、苁蓉、白胶、黄柏、杜仲、山茱萸、天麦门冬、丹参，蜜丸，久服可使易孕。

凡温疟、瘅疟久而不解者，必属阴虚，除疟邪药中多加白薇主之，则易瘳。

凡治似中风证，除热药中亦宜加而用之良。

天行热病得愈，或愈后阴虚内热，及余热未除者，随证随经应投药中，宜加之。

【使用注意】白薇苦咸大寒之药，凡伤寒及天行热病，或汗多亡阳，或内虚不思食，食亦不消，或下后内虚，腹中觉冷，或因下过甚，泄泻不止，皆不可服。

# 柿

【性味】味甘寒，无毒。

【功用主治】主通鼻耳气，肠澼不足。

【发明】柿禀地中之阴气以生，故味甘，气寒，无毒，入手足太阴经。鼻者，肺之窍也。耳者，肾之窍也。金水二脏最忌火热，二脏有火上炎，则外窍闭而不通。得甘寒之气，俾火热下行，窍自清利矣。肺与大肠为表里，湿热伤血分则为肠澼不足，甘能益血，寒能除热，脏气清而腑病亦除也。

干柿：寒气稍减，能厚肠胃，补不足，润肺止渴，功同于前。

柿霜：清心肺间热，生津止渴，化痰宁嗽，治喉舌口疮。

总之其功长于清肃上焦火邪，兼能益脾开胃，故三者所主虽不同，而其源皆归于一义也。

【配伍】柿霜得桑根白皮、百部、天麦门冬、沙参、贝母、苏子、枇杷叶、橘红、栝楼根，作丸噙化，治肺经有火，咳嗽生痰。

【使用注意】柿性寒，肺经无火，因客风寒作嗽者忌之。冷痢滑泄、腑胃虚脱者忌之。脾家素有寒积，及感寒腹痛，感寒呕吐者皆不得服。不宜与蟹同食，令人腹痛作泻。


# 龟 甲

【性味】味咸甘平，有毒。

【功用主治】主漏下赤白，破癥瘕，核疟，五痔，阴蚀，湿痹四肢重弱，小儿囟不合，头疮难燥，女子阴疮，惊恚气，心腹痛，不可久立，骨中寒热，伤寒劳复，或肌体寒热欲死，以作汤良。久服轻身不饥，益气资智，亦使人能食。

【发明】介虫三百六十而龟为之长，禀金水之气，故味咸而甘，气平。其性神灵能变化，凡入药，匆令中湿，中湿则遂其变化之性而成癥瘕于腹中，故言有毒也。气味俱阴，入足少阴经。方家多入补心药用，以心藏神，而龟性有神，借其气以相通，且得水火既济之义，实非补心之正药。其主骨中寒热，及伤寒劳复、肌体寒热欲死、疟疾者，皆阴虚而邪热为病。

经曰：伤于湿者，下先受之。湿痹四肢重弱，亦肾阴虚而邪气易犯。肾主骨，肾虚则小儿囟门不合。肾为五脏阴中之阴，阴虚则火热偏至，而为惊恚气、心腹痛。此药补肾家之真阴，则火气自降而寒热邪气俱除矣。益阴除热软坚，故主漏下赤白、癥瘕、五痔、阴蚀阴疮，及小儿头疮也。经曰：邪热不杀谷。热去故令人能食，能食则脾胃得所养而能思，思作睿，故资智。久服益气轻身不饥者，除热益阴之功也。

【附方】丹溪方补阴丸：用龟下甲酒炙，熟地黄蒸晒，各六两，黄柏、知母各四两，为末，以猪脊髓和丸，梧子大。每百丸，空心温酒下。

《摘玄方》治产三五日不下，垂死，及短小女子交骨不开者：用干龟壳一个酥炙，头发一握烧灰，川芎、当归各一两，为末和匀，每服七钱，水煎服。如人行五里许，再一服。生胎、死胎俱下。

【使用注意】按：龟、鳖二甲，《本经》所主大略相似。今人有喜用鳖甲，恶用龟甲者；有喜用龟甲，恶用鳖甲者，皆一偏之见也。二者咸至阴之物，鳖甲走肝益肾以除热，龟甲通心入肾以滋阴。第鳖甲无毒可多用，龟甲非千年自死者则有毒。故方书所用曰败龟板者，取其长年则得阴气多，故有益阴之功用耳。若今新剖之甲，断乎有毒，不宜频使用者，不可不详辨也。妊妇不宜用，病人虚而无热者不宜用。凡入药须研极细，不尔，留滞肠胃能变癥瘕也。

# 鳖　甲

【性味】味咸平，无毒。肉味甘。

【功用主治】主心腹癥瘕，坚积寒热，去痞、息肉、阴蚀、痔、恶肉。疗温疟、血瘕腰痛、小儿胁下坚。肉主伤中，益气补不足。

【发明】鳖甲全禀天地至阴之气，故其味咸平无毒。润下作咸，象水明矣。本乎地者亲下，益阴何疑。甲主消散者，以其味兼乎平，平亦辛也。咸能软坚，辛能走散，故《本经》主癥瘕，坚积寒热，去痞疾、息肉、阴蚀、痔核、恶肉。《别录》：疗温疟者，以疟必暑邪为病，类多阴虚水衰之人，乃为暑所深中，邪入阴分，故出并于阳而热甚，入并于阴而寒甚，元气虚羸则邪陷而中焦不治，甚则结为疟母。甲能益阴除热而消散，故为治疟之要药，亦是退劳热在骨，及阴虚往来寒热之上品。血瘕腰痛，小儿胁下坚，皆阴分血病，宜其悉主之矣。劳复、女劳复为必须之药。劳瘦骨蒸，非此不除。产后阴脱，资之尤急。

【配伍】仲景鳖甲煎丸，治疟母之要药。

得牛膝、当归，佐以橘皮、何首乌、知母、麦门冬，治久疟。

同知母、石膏、麦门冬、贝母、竹叶，治温疟热甚、渴甚，无肺热病者加人参。若疟发热甚、渴甚，又寒甚汗多，发时指甲黯，状若欲死，并加桂枝，有神。去桂枝，治瘅疟良。

得青蒿、麦门冬、五味子、地黄、枸杞、牛膝，治骨蒸劳热。甚则加银柴胡、地骨皮、胡黄连。

肉主伤中，益气补不足，腹中结热，妇人漏下，阴虚羸瘦，性冷，补一切阴虚人，宜常食之。

【使用注意】鳖甲妊娠禁用。凡阴虚胃弱、阴虚泄泻、产后泄泻，产后饮食不消、不思食，及呕恶等症咸忌之。恶矾石。

# 蜗　牛

【性味】味咸寒，无毒。

【功用主治】主贼风喎僻踠跌，大肠下，脱肛，筋急及惊痫。

蛞蝓、蜗牛，《本经》分二条，今按其气味相同，主疗无别，惟形质稍异，故并为一。蜗牛负壳，蛞蝓无壳耳。

【发明】蛞蝓、蜗牛，禀阴湿之气而生，故味咸、气寒，无毒。经曰：清静则肉腠闭拒，虽大风苛毒，弗能害也。如阴血亏竭，阳气躁扰，则腠理不密，贼风乘虚而入。风主摇动，中于经络故喎僻挛缩、转筋筋急所自来矣。又风为阳邪，筋脉得之皆燥急，咸寒能益阴润燥软坚，则筋脉舒缓，经络通达而诸证除矣。惊痫者，风热也。脱肛者，大肠热也。踠跌者，血脉伤必发热也。咸寒总除诸热，所以主之。蜈蚣性畏二物，不敢过其所行之路，触其身即死。故人取以治蜈蚣毒。

【附方】《圣惠方》治大肠因热脱肛：用蜗牛一两烧灰，猪脂和敷，立缩。

《济生方》痔疮肿痛：用蜗牛一枚，入麝香少许，以碗盛，次日取水涂之。

丹溪方：用蜗牛浸油涂之，或烧灰敷亦可。

《集验方》发背初起：活蜗牛二百个，以新汲水一盏，瓶内封一宿，取涎水，入真蛤粉，旋调扫敷疮上，日十余度。

《大全良方》痔热肿痛：用大蛞蝓一个，研泥，入片脑一字，胭脂坯子半钱，同敷之。

【使用注意】其气大寒，非有风热者不宜用，小儿薄弱多泄者不宜用。

# 人　乳

【功用主治】主补五脏，令人肥白悦泽。《唐本》注：疗目赤痛多泪，解猪肝牛肉毒，合豉浓汁饮之，神效。

【发明】人乳乃阴血所化，生于脾胃，摄于冲任，未受孕则下为月水，既受孕则留而养胎，已产则赤变为白，上为乳汁。此造化玄微之妙，人身转运之神也。其味甘，气平无毒。入心，入肾，入脾，润肺，益寿延年之圣药也。气血之液，故能补五脏，五脏得补，则气血充实而体自肥白悦泽也。经曰：目得血而能视。乳为血化，故能疗目赤痛多泪，甘能解毒，故又主解猪肝牛肉毒也。

【附方】《摄生众妙方》接命丹：治男妇气血衰弱，痰火上升，虚损之证。又治中风瘫痪，手足疼痛，不能动履等证。用人乳二杯，香甜白者为佳，以好梨汁一杯，和匀，银石器内炖滚。每日五更一服，能消痰补虚，生血延寿。此以人补人之妙法也。

《圣惠方》眼热赤肿：人乳半合，古文钱十文，铜器中磨令变色，稀稠成煎，瓶收，日点数次。或以乳浸黄连，蒸热洗之。

《万氏家抄方》一切虚损劳证，太乙神应丸：人乳一碗，磁器煮干焙燥，牛乳一碗，同前制，杜仲三两，补骨脂二两半，白鲜皮、白茯苓、牛膝、当归各二两，黍米金丹一个，晒干，即初生儿口中血珠，共为末，蜜丸桐子大。每服一丸，夜间嚼化。

【使用注意】乳属阴，其性凉而滋润，血虚有热，燥渴枯涸者宜之。若脏气虚寒，滑泄不禁，及胃弱不思食，脾虚不磨食，并不宜服。

## 三、滋阴降火药

## 黄柏

**【性味】**味苦寒，无毒。

**【功用主治】**主五脏肠胃中结热，黄疸，肠痔，止泄痢，女子漏下赤白，阴伤蚀疮，疗惊气在皮间，肌肤热赤起，目热赤痛，口疮。久服通神。

**【发明】**黄柏禀至阴之气而得清寒之性者也，其味苦，其气寒，其性无毒，故应主五脏肠胃中结热。盖阴不足则热始结于肠胃，黄疸虽由湿热，然必发于真阴不足之人。肠澼痔漏，亦皆湿热伤血所致。泄痢者，滞下也，亦湿热干犯肠胃之病。女子漏下赤白，阴伤蚀疮，皆湿热乘阴虚流客下部而成。肤热赤起，目热赤痛，口疮，皆阴虚血热所生病也。以至阴之气补至阴之不足，虚则补之，以类相从，故阴回热解湿燥而诸证自除矣。

乃足少阴肾经之要药，专治阴虚生内热诸证，功烈甚伟，非常药可比也。洁古用以泻膀胱相火，补肾水不足，坚肾壮骨髓，疗下焦虚，诸痿瘫痪，利下窍除热。东垣用以泻伏火，救肾水，治冲脉气逆，不渴而小便不通，诸疮痛不可忍。丹溪谓：得知母滋阴降火，得苍术除湿清热，为治痿要药。得细辛泻膀胱火，治口舌生疮。

**【配伍】**黄柏为足少阴肾经药，然以柴胡引之则入胆，以黄连、葛根、升麻引之则入肠胃及太阴脾经，治湿热滞下。

佐牛膝、枸杞、地黄、五味子、鳖甲、青蒿，则益阴除热。

佐甘菊、枸杞、地黄、蒺藜、女贞实，则益精明目。

得猪胆汁、水银粉，则主诸热疮有虫，久不合口。

得铅丹，则生肌止痛。

得木瓜、茯苓、二术、石斛、地黄，则除湿健步。

佐白芍药、甘草，则主火热腹痛。

**【附方】**《外台秘要》治口中及舌上生疮：剉黄柏含之。

《千金方》治小儿重舌：以黄柏、苦竹沥浸，点舌上。

《肘后方》治咽喉猝肿，食饮不通：黄柏捣末，苦酒和敷肿上，佳。

又方，治伤寒时气温病，毒攻手足，肿痛欲断，亦治毒攻阴肿：细剉黄柏五斤，以水三斗煮渍之。《伤寒类要》同。

葛氏方，治食自死六畜肉中毒：黄柏末服方寸匕，未解再服之。

《经验方》治呕血：黄柏蜜涂炙干，杵为末，用麦冬汤调下二钱匕，立瘥。

《梅师方》治痈疽发背，或发乳房，初起微赤，不急治之即杀人：捣黄柏末，和鸡子白涂之。

《简要济众方》治吐血热极：黄柏二两，蜜炙捣末。每服二钱，温糯米饮调下。

《十全博救方》治小儿热泻：黄柏削皮，焙为末，用薄米饮丸如粟大。每服十丸，米饮下。

《深师方》治伤寒热病口疮：黄柏削去粗皮，蜜渍一宿，唯欲令浓，含其汁，良久吐，更含。若胸中热有疮时，饮三五合尤佳。

《衍义》云：柏木，今用皮以蜜炙，与青黛各一分，同为末，入生龙脑一字，研匀。治心脾热，舌颊生疮，当掺疮上，有涎即吐。又张仲景柏皮汤，无不验，《伤寒论》中已著。

《妇人良方》治妊娠下痢白色，昼夜三五十行：根黄厚者，蜜炒令焦，为末，大蒜煨熟，去皮捣烂如泥，和丸梧子大，每空心米饮下三五十丸，日三服，神妙不可述。

《洁古家珍》治赤白浊淫，及梦泄精滑，真珠粉丸：黄柏炒、真蛤粉各一斤，为末，炼蜜丸绿豆大。每服一百丸，空心温酒下。黄柏苦而降火，蛤粉咸而补肾也。

又方：加知母炒、牡蛎煅、山药炒，等份为末，糊丸梧子大。每服八十丸，盐汤下。

许学士《本事方》治积热梦遗，心忪恍惚，膈中有热，宜清心丸主之：黄柏末一两，片脑一钱，炼蜜丸梧子大。每服十五丸，麦冬汤下，此大智禅师方也。

《三因方》治口疳臭烂，绿云散：黄柏五钱，铜绿二钱，为末掺之，漱去涎。

《圣惠方》治鼻疳有虫：黄柏二两，冷水浸一宿，绞汁温服。

《普济方》治鬓毛毒疮生头中，初生如蒲桃，痛甚：黄柏一两，乳香二钱半，为末，槐花煎水，调作饼，贴于疮上。

《子母秘录》治小儿脐疮不合者：黄柏末涂之。

又方，治臁疮、热疮：黄柏末一两，轻粉三钱，猪胆汁调搽之。或只用蜜炙黄柏末一味。

张杲《医说》治火毒生疮，凡人冬月向火，火气入内，两股生疮，其汁淋漓：用黄柏末掺之，立愈。一妇生此，人无识者，用此而愈。

《宣明方》敛疮生肌：黄柏末，面糊调涂，效。

【使用注意】黄柏固能除热益阴，然阴阳两虚之人，病兼脾胃薄弱，饮食少进，及食不消，或兼泄泻，或恶冷物，及好热食，肾虚天明作泄，上热下寒，小便不禁，少腹冷痛，子宫寒，血虚不孕，阳虚发热，瘀血停滞，产后血虚发热，金疮发热，痈疽溃后发热，伤食发热，阴虚小水不利，痘后脾虚，小水不利，血虚不得眠，血虚烦躁，脾阴不足作泄等证，法咸忌之。

## 人尿（童便）

【性味】味咸，气寒，无毒。

【功用主治】疗寒热头疼，温气，童男者尤良。为除劳热骨蒸，咳嗽吐血，及妇人产后血晕闷绝之圣药。

【发明】晋·褚澄《劳极论》云：降火甚速，降血甚神，饮溲尿百不一死，服凉药百不一生，言其功力之优胜也。经云：饮入于胃，游溢精气，上输于脾，脾气散精，上归于肺，通调水道，下输膀胱。故人服小便入胃，亦随脾之气上归于肺，下通水道而入膀胱，乃循其旧路也，故能治肺病，引火下行。凡人精气，清者为血，浊者为气，浊之清者为津液，清之浊者为小便，与血同类也。故其味咸而走血，咸寒能伏虚热，使火不上炎而血不妄溢，是以能疗诸血证也。

苏恭主久嗽上气失声，及日华子：止劳渴，润心肺，疗血闷热狂，扑损瘀血在内晕绝，止吐血、鼻衄、皮肤皴裂、难产、胞衣不下诸证，悉由此故。《本经》：主寒热头疼温气者，咸寒能除邪热故耳。法当热饮，热则于中尚有真气在，其行自速，冷则惟存咸味、寒性矣。

【配伍】同枇杷叶、天门冬、麦门冬、苏子、桑白皮、沙参、五味子、生地黄、款冬花、百部，治阴虚咳嗽声哑，喉间血腥气。

同苏木、番降香、续断、牛膝、牡丹皮、蒲黄，治内伤吐血，或瘀血停留作痛。

同泽兰、荆芥、白芷、续断、延胡索、牛膝、苏木、黑豆，治产后血晕，虚者加人参。

凡产后温饮一杯，可免血晕，至三日后止之。

中暍昏倒，以热小便灌下即活。

【附方】《圣济总录》头痛至极：童便一盏，豉心半合，同煎至五分，温服。

孟诜《必效方》骨蒸发热：童便五升，煎取一升，以蜜三匙和之。每服二碗，半日更服。此后常服自己小便，轻者二十日，重者五十日瘥。

《圣惠方》绞肠痧痛：童便乘热服之，即瘥。

仲景方：中暑昏闷，夏月在途中热死，急移阴处，就掬道上热土，拥脐上作窝，令人尿满，暖气透脐即苏。乃服地浆、蒜水等药。

《千金方》金疮出血不止：饮人尿五升。

《外科发挥》折伤跌扑：童便入少酒饮之，推陈致新，其功甚大。

《千金方》火烧闷绝，不省人事者：新尿顿服二三升良。

《通变要法》人咬手指：瓶盛热尿浸一宿，即愈。

《普济方》赤眼肿痛：自己小便乘热抹洗，即闭目少顷。此以咸寒内有真气，故能退去邪热也。

【使用注意】人尿滋阴降火，除骨蒸，解劳乏，治诸吐衄、咯血、唾血，其效甚速。《褚澄遗书》云：人喉有窍则咳血杀人。喉不停物，毫发芥蒂必咳，血既渗入，愈渗则愈咳，愈咳愈渗。惟饮溲尿则百不一死，若服寒凉则百不一生，其为肺肾有火者必须之物。第其性稍寒，惟不利于脾胃虚寒，或溏泄，及阳虚无火食不消者，咸在所忌。今世人类用秋石，此乃水澄火炼，真元之气尽失，其功不逮童便多矣。况难多服，久服则咸能走血，使血凝泣为病。

# 草蒿（青蒿）

【性味】味苦寒，无毒。

【功用主治】主疥瘙痂痒恶疮，杀虱，留热在骨节间，明目。

【发明】草蒿，青蒿也。禀天地芬烈之气以生，故其味苦，其气寒而芬芳，其性无毒。疥瘙痂痒恶疮皆由于血热所致。留热在骨节间者，是热伏于阴分也。肝胃无热则目明，苦能泄热，苦能杀虫，寒能退热，热去则血分平和，阴气日长，前证自除，故悉主之也。诸苦寒药多与胃气不宜，惟青蒿之气芬芳可人，香气先入脾，故独宜于血虚有热之人，以其不犯胃气故尔，是以蓐劳虚热，非此不除矣。

陶隐居谓其生捣敷金疮，大止血，生肉，止疼痛，以帛裹之。陈藏器谓其主鬼气尸疰伏留，妇人血气腹内满，及冷热久痢。秋冬用子，春夏用苗。日华子谓其能补中益气，轻身补劳，驻颜色，长毛发，发黑不老，心痛热黄，生捣汁服。

【配伍】青蒿得鳖甲、地黄、牛膝、枸杞、麦门冬、五味子，除一切产后虚热，寒热淹延不解。亦治一切虚劳寒热，阴虚五心烦热，肾水真阴不足，以致骨蒸劳热，此为要药。

【附方】《百一方》治蜂螫人：嚼青蒿敷疮上，即瘥。

《斗门方》治男妇劳瘦：用青蒿细剉，水三升，童便五升，同煎，取一升半，去滓，入器中煎成膏，丸如梧子大。每空心及临卧，温酒吞二十丸。

《灵苑方》治虚劳寒热，肢体倦疼，不拘男妇：八九月青蒿成实时采之，去枝梗，以童便浸三日，晒干为末。每服二钱，乌梅一个，煎汤服。

崔元亮《海上方》治骨燕鬼气：用童便五大斗，澄清，青蒿五斗，八九月采，带子者最好，细剉相和，纳大釜中，以猛火煎取三大斗，去滓，溉釜令净，再以微火煎可二大斗，入猪胆一枚，同煎一大斗半，去火待冷，以磁器盛之。每欲服时，取甘草二三两，炙熟为末，以煎和捣千杵为丸。空腹粥饮下二十丸，渐增至三十丸止。

《十便良方》治骨蒸烦热：用青蒿一握，猪胆汁一枚，杏仁四十个去皮尖炒，以童尿一大盏，煎五分，空心温服。

《圣济总录》治虚劳盗汗，烦热口干：用青蒿一斤，取汁熬膏，入沙参末、麦冬末各一两，同熬至可丸，丸如梧子大，每食后米饮服二十丸，名青蒿煎。

《肘后方》治疟疾寒热：用青蒿一握，水二升，捣汁服之。

《仁存方》治温疟痰盛，但热不寒：用青蒿二两，童便浸焙，黄丹半两，为末。每服二钱，白汤调下。

《卫生易简方》治鼻衄：青蒿捣汁服之，并塞鼻中，极验。

《永类钤方》治酒痔便血：青蒿用叶不用茎，用茎不用叶，为末。血从粪前冷水调，粪后温酒调服。

《济急方》治牙齿肿痛：青蒿一握，煎漱之。

《圣惠方》治耳中出脓：青蒿为末，绵裹纳耳中。

**【使用注意】**产后气虚，内寒作泻，及饮食停滞泄泻者，勿用。凡产后脾胃薄弱，忌与当归、地黄同用。

## 四、 滋阴养血药

# 芍 药

**【性味】**味苦酸平，微寒，有小毒。

**【功用主治】**主邪气腹痛，除血痹，破坚积，寒热疝瘕。止痛，利小便，益气通顺血脉，缓中散恶血，逐贼血，去水气，利膀胱大小肠。消痈肿,时行寒热,中恶腹痛,腰痛。甄权:主妇人血闭不通。日华子:主女人一切病,胎前产后诸疾。治风补劳,退热除烦,益气,目赤,肠风泻血。元素:主泻肝,安脾肺,收胃气,止泻利,固腠理,和血脉,收阴气,敛逆气。好古:主理中气,治脾虚中满,心下痞,胁下痛,喜噫,肺急胀逆喘咳。太阳衄衊,目涩,肝血不足。阳维病苦寒热,带脉病苦腹痛满,腰溶溶如坐水中。时珍:止下利腹痛后重。

【发明】芍药禀天地之阴,而兼得甲木之气。《本经》:味苦平无毒。《别录》:味酸,微寒。气薄味厚,升而微降,阳中阴也。又可升可降,阴也,降也。为手足太阴引经药,入肝脾血分。

《图经》载有二种:金芍药,色白;木芍药,色赤。赤者,利小便散血;白者,止痛下气。赤行血,白补血。白补而赤泻,白收而赤散。酸以收之,甘以缓之,甘酸相合用,补阴血通气而除肺燥。故《本经》主邪气腹痛,除血痹,破坚积,寒热疝瘕,通顺血脉,散恶血,逐败血,消痈肿,妇人血闭不通,目赤,肠风泻血,赤所治也。

缓中,去水气,利膀胱大小肠,中恶腹痛,腰痛,女人一切病,胎前产后诸病,治风补劳,退热除烦,益气,泻肝安脾肺,收胃气,止泻利,固腠理,和血脉,收阴气,敛逆气,理中气,治脾虚中满,心下痞,胁下痛,善噫,肺急胀逆喘咳,太阳衄衊,目涩肝血不足。阳维病苦寒热,带脉病苦腹痛满,腰溶溶如坐水中,止下痢腹痛后重,白所治也。

详味《图经》,以金木分赤白,厥有深旨。芍药味酸,寒得木化,金色白,故白者兼金气者也。专入脾经血分,能泻肝家火邪,故其所主收而补。制肝补脾,陡健脾经,脾主中焦,以其正补脾经,故能缓中。土虚则水泛滥,脾实则水气自去,故去水气。土坚则水清,故利膀胱、大小肠。中焦不治则恶气乘虚而客之,为腹痛,补脾则中自和而邪不能留,腹痛自止矣。脾虚则湿气下流客肾,故腰痛,得补则脾气运而上行,故腰痛自愈。

女人以血为主,脾统血,故治女人一切病。胎前产后,无非血分所关，酸寒能凉血补血，故主胎产诸病。土实则金气肃而木气自敛，故治风除热。益血，故能补劳退热除烦。脾统后天元气，得补则旺，故益气。酸寒能泻肝，肝平则脾不为贼邪所干，脾健则母能令子实，故安脾肺。胃气属土，土虚则缓而散，木化作酸，故收胃气。脾虚则中气下陷而成泻利，东垣以中焦用白芍药，则脾中升阳，又使肝胆之邪不敢犯，则泻利自止矣。

肺主皮毛腠理，脾主肌肉，而为肺之母，母能令子实，故固腠理。脾统血，脾和则血脉自和。酸敛入阴，故收阴气，敛逆气，理中气。脾虚则中满，实则满自消。治中则心下不痞，泻肝则胁下不痛。善噫者，脾病也，脾健则不噫。肝脾之火上炎，则肺急胀逆喘咳，酸寒收敛以泻肝补脾则肺自宁，急胀逆喘咳之证自除，凉血补血则太阳衄衄自愈。脾虚则目涩，得补则涩除，肝家无火则肝血自足。阳维病苦寒热，及带脉病苦腹痛满，腰溶溶如坐水中，皆血虚阴不足之候也。肝脾和，阴血旺，则前证自瘳矣。

木芍药色赤，赤者，主破散，主通利，专入肝家血分，故主邪气腹痛。其主除血痹、破坚积者，血瘀则发寒热，行血则寒热自止。血痹疝瘕，皆血凝滞而成，破凝滞之血则痹和而疝瘕自消。凉肝故通顺血脉。肝主血，入肝行血，故散恶血，逐败血。荣气不和则逆于肉里，结为痈肿，行血凉血则痈肿自消。妇人经行属足厥阴肝经，入肝行血，故主经闭。肝开窍于目，目赤者，肝热也，酸寒能凉肝，故治目赤。肠风下血者，湿热伤血也，血凉则肠风自止矣。

【配伍】白芍药酒炒为君，佐以炙甘草，为健脾最胜之剂，能治血虚腹痛。

同黄连、滑石、甘草、升麻、人参、莲肉、扁豆、红曲、干葛，为治滞下之神药。

同人参、白术、茯苓、炙甘草、肉豆蔻、橘皮、车前子，治脾虚泄泻。

酒炒白芍药二两，炙甘草二钱，莲子去心五十粒，水煎。治痘疮有热作泄，热甚加酒炒黄连一钱。

同荆芥、防风、生地黄、黄芪、炙甘草，治肠风下血。

同当归、地黄、牛膝、炒黑干姜、续断、麦门冬、五味子，治产后血虚发热。

君白芷、炙甘草，治痘疮血虚发痒。

同黄芪、防风，治表虚伤风自汗。

赤芍药同藿香、橘皮、木瓜、甘草，治中恶腹痛。

同芎䓖、红花、生地黄、当归、白芷、荆芥，治破伤风发热疼痛。

同牛膝、当归、地黄、延胡索、山楂、泽兰、红蓝花、五灵脂，治初产恶露不下，腹痛，冬月加肉桂。

同金银花、白芷、鲮鲤甲、紫花地丁、夏枯草、茜草、生甘菊，消一切痈肿。

同香附、当归、地黄、延胡索、青皮，治经阻腹痛。加五灵脂、蒲黄，能散恶血，逐败血。

【使用注意】白芍药酸寒，凡中寒腹痛，中寒作泄，腹中冷痛，肠胃中觉冷等证忌之。赤芍药破血，故凡一切血虚病及泄泻，产后恶露已行，少腹痛已止，痈疽已溃，并不宜服。


## 放杖木

【性味】味甘温，无毒。

【功用主治】主一切风血。理腰脚，轻身，变白不老。浸酒服之。生温、括、睦、婺山中，树如木天蓼，老人服之，一月放杖，故以为名。

【发明】放杖木得土气以生，故味甘、气温，无毒。甘入脾而养血，温散风而通行，故主一切风血、腰脚为病。变白易老，亦皆血虚不能荣养筋骨及润毛发所致。甘能补血，血足则发自不白，身轻不老有自来矣。


## 密蒙花

【性味】味甘平，微寒，无毒。

【功用主治】主青盲，肤翳，赤涩，多眵泪，消目中赤脉，小儿麸豆，及疳气攻眼。

【发明】密蒙花禀土气以生，其蕊萌于冬而开于春，故气平微寒，味甘而无毒，为厥阴肝家正药。观《本经》所主，无非肝虚有热所致。盖肝开窍于目，目得血而能视，肝血虚则为青盲、肤翳，肝热甚则为赤肿眵泪赤脉，及小儿豆疮余毒，疳气攻眼。此药甘以补血，寒以除热，肝血足而诸证无不愈矣。好古谓其润肝燥，守真以之治畏日羞明，诚谓此也。形与芫花相似，但芫花狭小而密蒙花差大为异，用者宜详辨之。

【配伍】同空青、木贼、生地黄、蝉蜕、白蒺藜、谷精草、决明子、羚羊角，治青盲翳障。

同甘菊花、枸杞子、生地黄、白蒺藜、谷精草，治肝肾虚，目不能远视。

同黄连、赤芍药、防风、荆芥穗、黄柏、甘菊花、甘草、龙胆草，治风热湿热眼赤痛。

同胡黄连、白芜荑、使君子、蝉蜕、木贼、芦荟，治小儿疳积，眼目不明。


# 阿　胶

【性味】味甘平，微温，无毒。

【功用主治】主心腹内崩，劳极洒洒如疟状，腰腹痛，四肢酸疼，女子下血，安胎，丈夫小腹痛，虚劳羸瘦，阴气不足，脚酸不能久立，养肝气。久服轻身益气。

【异名】一名傅致胶。

【修治】得火良，凡用以蛤粉炒，或酒化成膏亦得。

【发明】阿胶，旧云煮牛皮作之。藏器与苏颂皆云是乌驴皮，其说为的。其功专在于水。按：阿井在山东兖州府东阿县，乃济水之伏者所注，其水清而重，其色正绿，其性趋下而纯阴，与众水大别。《本经》：味甘气平。《别录》：微温无毒。元素云：性平味淡，气味俱薄，可升可降，阳中阴也。入手太阴、足少阴、厥阴经。其主女子下血，腹内崩，劳极洒洒如疟状，腰腹痛，四肢酸疼，胎不安，及丈夫少腹痛，虚劳羸瘦，阴气不足，脚酸不能久立等证。皆由于精血虚，肝肾不足，法当补肝益血。

经曰：精不足者，补之以味。味者，阴也。补精以阴，求其属也。此药得水气之阴，具补阴之味，俾入二经而得所养，故能疗如上诸证也。血虚则肝无以养，益阴补血，故能养肝气。入肺肾，补不足，故又能益气，以肺主气，肾纳气也。气血两足，所以能轻身也。今世以之疗吐血、衄血、血淋、尿血、肠风下血、血痢、女子血气痛、血枯、崩中、带下、胎前产后诸疾，及虚劳咳嗽、肺痿、肺痈脓血杂出等证神效者，皆取其入肺入肾、益阴滋水、补血清热之功也。

【配伍】同天麦门冬、栝楼根、白药子、五味子、桑白皮、剪草、生地黄、枸杞子、百部、苏子、白芍药，治肺肾俱虚，咳嗽吐血。

同杜仲、枸杞子、白芍药、山药、麦门冬、地黄、黄芪、人参、青蒿、续断、黄柏，治妇人崩中漏血。

同白芍药、炙甘草、麦冬、地黄、白胶、当归、枸杞子、杜仲、续断，治妇人胎痛，或胎漏下血。

【附方】《直指方》老人虚秘：阿胶炒二钱，葱白三根，水煎化，入蜜二匙，温服。

仲景方黄连阿胶汤：治少阴病，得之二三日以上，心中烦，不得卧者。用阿胶三两，黄连四两，黄芩一两，芍药二两，鸡子黄二枚，以水五升，先煮三物，取二升，去滓，内胶烊尽，小冷，内鸡子黄，搅令相得。温服七合，日三。

《和剂局方》治肠胃气虚，冷热不调，下痢赤白，里急后重腹痛，小便不利：用阿胶二两炒，黄连三两，茯苓二两，为末，捣丸梧子大。每服五十丸，米汤下，日三。

《千金翼》吐血不止：阿胶炒二两，蒲黄六合，生地黄三两，水五升，煮三升，分服。兼治衄血。

《梅师方》妊娠下血不止：阿胶三两炙为末，酒一升煎化，服即愈。

《产宝方》胶艾汤：妊娠胎动，阿胶、艾叶各二两，葱白一升，水四升，煮一升，分服。

**【使用注意】**此药多伪造，皆杂以牛马皮、旧革鞍靴之类，其气浊秽，不堪入药。当以光如璧漆，色带油绿者为真。真者折之即断，亦不作臭气，夏月亦不甚湿软。如入调经丸药中，宜入醋，重汤顿化和药。其气味虽和平，然性黏腻，胃弱作呕吐者勿服，脾虚食不消者亦忌之。薯蓣为之使，畏大黄。

# 牛　乳

**【性味功用】**微寒，补虚羸，止渴。酥微寒，补五脏，利大肠，主口疮。乳腐味甘，微寒，无毒，主润五脏，利大小便，益十二经脉。

**【发明】**牛乳乃牛之血液所化，其味甘，其气微寒，无毒。甘寒能养血脉，滋润五脏，故主补虚羸止渴，及乳腐所主皆同也。日华子：主养心肺，解热毒，润皮肤者，亦此意耳。酥乃牛乳所出，乳之精华也。其味甘，气微寒无毒，性滑泽。五脏皆属阴，酥乃阴血之精华，故能补五脏。血枯火盛，大肠燥结，乃口舌生疮，甘寒除热补血，故主利大肠、口疮也。凡一切药用酥炙者，取其润燥兼能益精髓，补血脉，又有渗入骨肉，使骨易糜之功。按：酥酪醍醐，总成于牛乳，但有精粗之别耳。其性大抵皆滋润滑泽，宜于血热枯燥之人，其功不甚相远，故二物不复载。

**【配伍】**同人乳、羊乳、梨汁、芦根汁、蔗浆熬膏，治反胃噎膈，大便燥结。宜时时饮之，兼能止消渴。

**【附方】**夏子益《奇疾方》肉人怪病：人顶生疮，五色，如樱桃状，破则自顶分裂，连皮剥脱至足，名曰肉人。常饮牛乳自消。

《外台秘要》一切肺病咳嗽，脓血不止：用好酥五十斤，炼三遍，当出醍醐。每服一合，日三服，以瘥为度，神效。

【使用注意】患冷气人忌之，与酸物相反，令人腹中癥结。脾胃作泄者亦不得服。乳腐性能利窍，骤食之使人遗精。

# 胡 麻

【性味】味甘平，无毒。

【功用主治】主伤中虚羸，补五内，益气力，长肌肉，填髓脑，坚筋骨。疗金疮止痛，及伤寒、温疟大吐后，虚热羸困。久服轻身不老，明耳目，耐饥渴，延年。

【异名】一名巨胜。

【发明】胡麻禀天地之冲气，得稼穑之甘味，故味甘、气平，无毒。入足太阴，兼入足厥阴、少阴。气味和平，不寒不热，益脾胃，补肝肾之佳谷也。弘景云：八谷之中，惟此为良。仙家作饭饵之，断谷长生，故主伤中虚羸，补五内，益气力，长肌肉，坚筋骨，填髓脑，及伤寒、温疟大吐后虚热羸困。久服明耳目，耐饥渴，轻身不老延年也。金刃伤血则瘀而作痛，甘平益血润燥，故疗金疮止痛也。

日华子：主补中益气，润养五脏，补肺气，止心惊，利大小肠，逐风湿气，游风，头风，劳气，产后羸困。李廷飞云：风病人久服，则步履端正，语言不謇。陈士良：生嚼涂小儿头疮，煎汤浴恶疮，及妇人阴疮。皆取其甘平益血脉，补虚羸，入肝脾肾之功耳。刘河间曰：麻，木谷而治风。又云：治风先治血，血活则风去。胡麻入肝益血，故风药中不可阙也。甘平无毒，补益为用，仙家服食所须。

【配伍】得何首乌、茅山苍术、白茯苓、菖蒲、桑叶、牛膝、当归、续断、地黄、桑上寄生，治风湿痹。

同甘菊花、天门冬、黄柏、生地黄、何首乌、柏子仁、桑叶、牛膝、枸杞子、麦门冬作丸，治似中风口眼歪斜，半身不遂。久服不辍，有神验。

【附方】一味九蒸九曝，加茅山苍术，乳蒸晒三次，作丸。能健脾燥湿，益气延年。

《抱朴子》服食胡麻法：用上党胡麻三斗，淘净，蒸令气透，日干，以水淘去沫再蒸，如此九度。去壳，炒香为末，白蜜或枣膏丸弹子大。每温酒化下一丸，日三服。忌毒鱼、狗肉、生莱菔至百日。能除一切痼疾，一年病色光泽不饥，二年白发还黑，三年齿落更生，久服长生不老矣。

《外台秘要》解下胎毒：小儿初生，嚼生脂麻，绵包，与儿咂之，其毒自下。

《简便方》小儿瘰疬：脂麻、连翘等份为末，频频食之。

《经验方》蜘蛛及一切虫咬伤：油麻研烂敷之。

《三因方》谷贼尸咽，喉中毒痛痒，此因误吞谷芒，戟刺痒痛也：用脂麻炒研，白汤调下。

# 何首乌

【性味】味苦涩，微温，无毒。

【功用主治】主瘰疬，消痈肿，疗头面风疮、五痔。主心痛，益血气，黑髭鬓，悦颜色，久服长筋骨，益精髓，延年不老。亦治妇人产后及带下诸疾。

【发明】何首乌，《本经》：味苦涩微温。《传》[①] 言味甘气温，其禀春深生气无疑。春为木化，入通于肝，外合于风，升也，阳也。入足厥阴，兼入足少阴经，故为益血祛风之上药。雌雄二种，遇夜则交，有阴阳交合之象，故能令人有子。肝主血，肾主精，益二经则精血盛。发者，血之余也，故乌髭鬓。其主瘰疬者，肝胆气郁结则内热，荣气壅逆，发为是病。

十一脏皆取决于胆，与肝为表里，为少阳之经，不可出入。气血俱少，乃风木所主。行胆气，益肝血，则瘰疬自消矣。调荣气则痈肿消。治风先治血，血活则风散，故疗头面风疮。肠澼为痔，痔

---

① 《传》：指下文《何首乌传》。

者湿热下流，伤血分而无所施泄，则逼近肛门肉分，迸出成形为种种矣。风能胜湿，湿热解则痔将自平。心血虚则内热，热则心摇摇而作痛，益血则热解而痛除。益血气，黑髭鬓，悦颜色，久服长筋骨，益精气，延年不老者，皆补肝肾、益精血之极功也。亦治妇人产后及带下诸疾者，妇人以血为主，月事通后，厥阴主之，带下本于血虚而兼湿热，行湿益血，靡不除矣。

《何首乌传》：何首乌味甘气温，性则无毒，茯苓为之使。治五痔，腰膝之病，冷气心痛，积年劳瘦，痰癖，风虚败劣，长筋力，益精髓，壮气，驻颜黑发，延年，妇人恶血痿黄，产后诸疾，赤白带下，毒气入腹，久痢不止，其功不可俱述。一名野苗，二名交藤，三名夜合，四名地精，五名首乌。本出虔州，江南诸道皆有之。苗叶有光泽者，又如桃李叶，雄者苗色黄白，雌者黄赤，根远不过三尺。春秋可采，日干，去皮为末，酒下最良。有疾即用茯苓煎汤为使。常杵末，新瓷器盛用，偶日服之。忌猪肉、血、无鳞鱼，触药无力。其根形大如拳，连珠。其有形如鸟兽山岳之状者，珍也。掘得去皮生吃，得味甘甜，可休粮。赞曰：神妙胜道，著在仙书。雌雄相交，夜合昼疏。服之去谷，日居月诸。返老还少，变安病躯。有缘者遇，勖尔自如。

明州刺史李远传录云：何首乌，所出顺州南河县，及韶州、潮州、恩州、贺州、广州四会县、潘州者为上，邕州、桂州、康州、春州、高州、勒州、循州晋兴县出者次之。真仙草也，五十年者如拳大，号山奴，服之一年，髭鬓青黑。一百年者如碗大，号山哥，服之一年，颜色红悦。一百五十年者如盆大，号山伯，服之一年，齿落更生。二百年如斗栲栳大，号山翁，服之一年，颜如童子，行及奔马。三百年者如三斗栲栳大，号山精，纯阳之体，久服之，成地仙也。

《衍义》曰：何首乌，兼黑髭鬓，与萝卜相恶，令人髭鬓早白，治肠风热多用。

【配伍】君甘菊花、枸杞子、地黄、牛膝、天门冬、赤白茯苓、桑椹、南烛子，则益精血，乌须发，驻颜延年。

得牛膝、鳖甲、橘红、青皮，治疟邪在阴分，久而不解。如表气已虚，脾胃已弱，则加人参三五钱。肺热者去人参，换入当归如其数。

得刺蒺藜、甘菊花、天门冬、胡麻仁、漆叶、白芷、荆芥穗、苦参、地黄、百部，治头面诸风及大麻风。

得金银花、地榆、犀角、草石蚕、山豆根、黄连、芍药、干葛、升麻、甘草、滑石，治毒痢下纯血，诸药不效，有神。

【附方】《经验方》治骨软风，腰膝疼，行履不得，遍身瘙痒：何首乌大而有花纹者，同牛膝剉，各一斤，以好酒一升浸一宿，曝干，于木臼内捣末，蜜丸。每日空心食前酒吞三五十丸。兼可治风痰、久疟不愈。

《斗门方》治瘰疬，或破或不破，下至胸前者皆治之：用何首乌根洗净，日日生嚼，并取叶捣涂之，数服即止。其药久服延年黑发，用之神效。

【使用注意】何首乌为益血之药，忌与天雄、乌头、附子、仙茅、姜、桂等诸燥热药同用。修事以苦竹刀切片，米泔浸，经宿曝干，蒸用，勿令犯铁。茯苓为之使。与白莱菔相恶，犯之令人髭发早白。

# 桑　叶

【功用主治】主除寒热出汗。汁解蜈蚣毒。

【发明】桑叶，《本经》无气味，详其主治，应是味甘气寒，性无毒。甘所以益血，寒所以凉血，甘寒相合，故下气而益阴，是以能主阴虚寒热，及因内热出汗。其性兼燥，故又能除脚气水肿，利大小肠。原禀金气，故又能除风。经霜则兼得天地之清肃，故又能明目而止渴。发者，血之余也，益血故又能长发，凉血故又止吐血。合痈口，罨穿掌，疗汤火，皆清凉补血之功也。

【附方】四月采桑叶，酒拌，九蒸九曝，为末，胡麻或黑芝麻去壳，九蒸九曝，另磨如泥，各等份，炼蜜和为丸。每五六钱，空心饥时白汤下。能益气血，祛风。仙家饵之，为引年止饥之要药。

《普济方》治青盲洗法：昔武胜军宋仲孚，患此二十年，用此法二年，目明如故。摘青桑叶晒干，逐月按日就地上烧存性，每以一合于瓷器内煎，减二分，倾出澄清，温热洗目至百度，屡试有验。正月初八，二月初八，三月初六，四月初四，五月初六，六月初二，七月初七，八月二十九，九月十二，十月十三，十一月初二，十二月三十。

《集简方》治风眼下泪：腊月不落桑叶，煎汤，日日温洗，或入芒硝。

《千金方》治头发不长：用桑叶、麻叶，煮泔水，沐之七日，可长数尺。

《圣济总录》治吐血不止：晚桑叶焙干研，凉茶服三钱，只一服止，后用补肝肺药。

《直指方》治痈口不敛：经霜黄桑叶，为末敷之。

《通玄论》治穿掌肿毒：新桑叶研烂，罨之即愈。

《医学正传》治汤火伤疮：经霜桑叶烧存性，为末，油和敷之，三日愈。

## 桑上寄生

【性味】味苦甘平，无毒。

【功用主治】主腰痛，小儿背强，痈肿，安胎，充肌肤，坚发齿，长须眉，主金疮，去痹，女子崩中，内伤不足，产后余疾，下乳汁。其实主明目，轻身通神。

【发明】桑寄生感桑之精气而生，其味苦甘，其气平和，不寒不热，固应无毒。详其主治，一本于桑，抽其精英，故功用比桑尤胜。腰痛及小儿背强，皆血不足之候。痈肿多由于荣气热，肌肤不充由于血虚。齿者骨之余也，发者血之余也，益血则发华，肾气足则齿坚而须眉长，血盛则胎自安。女子崩中及内伤不足，皆血虚内热之故。产后余疾皆由血分，乳汁不下亦由血虚，金疮则全伤于血。上来种种疾病，莫不悉由血虚有热所发，此药性能益血，故并主之也。兼能祛湿，故亦疗痹。

实味甘平，亦益血之药，故主治如经所云也。

【配伍】同枸杞子、地黄、胡麻、川续断、何首乌、当归、牛膝，治血虚手臂骨节疼痛。

入独活寄生汤，疗一切风湿痹。

【附方】《圣惠方》疗胎动腹痛：桑寄生一两五钱，阿胶炒，五钱，艾叶五钱，水一盏半，煎一盏，去滓温服。或去艾叶，以其热也。

## 甘 草

【性味】味甘平，无毒。

【功用主治】主五脏六腑寒热邪气，坚筋骨，长肌肉，倍力，金疮尰，解毒，温中下气，烦满短气，伤脏咳嗽，止渴，通经脉，利气血，解百药毒。为九土之精，安和七十二种石，一千二百种草。久服轻身延年。

【修治】二月、八月除日采根，暴干，十日成。

【发明】甘草味甘，气平无毒，正禀土中冲和之阳气以生，故《别录》称之为九土之精。可升可降，阴中阳也。

主五脏六腑寒热邪气，坚筋骨者，以其得土中冲阳之气。味甘平，性和缓，故能解一切毒气，安脏腑，除邪热也。五脏之寒热邪气既解，则脏气和而真气生，气日以盛，故筋骨坚。长肌肉、倍力者，甘能益脾，脾主肌肉，兼主四肢，脾强则四肢生力，故长肌肉、倍力也。

主金疮尰者，甘入血分而能缓中，且伤则热，热而后尰，甘温益血而除热，烦热解，故尰散也。温中下气者，甘味属土，土位乎中，故温中。甘能缓中散结，故下气。烦满短气者，是劳伤内乏，阳气不足，故虚而烦满短气。甘温能益血，除大热助气，故烦满短气并除也。甘平且和，和能理伤，故治伤脏。肺苦气上逆，嗽乃肺病，甘以缓之，故治咳嗽。血不足则内热，内热则津液衰少而作渴，甘能入脾益血，故止渴。血虚则经脉不通，能益血则经脉自通矣。甘能益血而温气分，故利血分。其解一切金石草木虫鱼禽兽之毒者，凡毒遇土则化，甘草为九土之精，故能解诸毒也。久服轻身延年者，为其益血，安和五脏也。

【配伍】诸毒遇土则化，甘草为土精，故能化毒，解一切邪气。佐黄芪、防风能运毒走表，为痘疹气血两虚者，首尾必资之剂。得白芍药则补脾，甲己化土故也。

同人参、黄芪、白术、大枣、当归身、麦门冬，加升麻、柴胡，为补中益气药，专理饥饱劳役内伤，阳气下陷发热。

同人参、干姜、肉桂，则温中。

同麦门冬、苏子、枇杷叶，则下气。

同黄连、芍药、升麻、滑石，解热毒滞下。

同桔梗、玄参、鼠黏子、栝楼根，清利咽喉虚热。

同人参、菖蒲、益智、龙眼肉、远志，治健忘。

同麦门冬、石膏、竹叶、知母，除烦闷躁渴头痛，解肌。

同紫花地丁、金银花、甘菊、夏枯草、益母草、贝母、白及、白芷，消一切疔肿。

同川黄连，止小儿胎毒惊痫。

同黄连、木通、赤芍药、生地黄，泻心经有余之火。

同预知子、贯众，解一切蛊毒。

单用水炙百遍，煎熬斤许，治悬痈如神。

炙则补伤寒病瘥后血虚。

【使用注意】甘能缓中，故中满者忌之。呕家忌甘，酒家亦忌甘。诸湿肿满及胀满病咸不宜服。术、苦参为使，反大戟、芫花、甘遂、海藻，恶远志，忌猪肉，令人阴痿。


# 丹　参

【性味】味苦微寒，无毒。

【功用主治】主心腹邪气，肠鸣幽幽如走水，寒热积聚，破癥除瘕，止烦满。益气养血，去心腹痼疾结气，腰脊强，脚痹，除风邪留热。久服利人。

【发明】丹参，《本经》：味苦，微寒。陶云：性热无毒。观其主心腹邪气，肠鸣幽幽如走水，寒热积聚，破癥除瘕，则似非寒药。止烦满，益气，及《别录》养血，去心腹痼疾结气，腰脊强，脚痹，除风邪留热，久服利人，又决非热药，当是味苦平微温，入手足少阴、足厥阴经。心虚则邪气客之，为烦满结气，久则成痼疾。肝虚则热甚风生。肝家气血凝滞，则为癥瘕。寒热积聚，肾虚而寒热邪客之，则腰脊强，脚痹。入三经而除所苦，则上来诸证自除。苦能泄，温能散，故又主肠鸣幽幽如走水。久服利人，益气养血之验也。北方产者胜，俗名逐马。

【配伍】入天王补心丹则补心。

同牛膝、地黄、黄芪、黄柏，则健步。

同当归、牛膝、细辛，则下死胎。

同鳖甲、牡蛎、牡丹皮、青蒿、延胡索、牛膝、干漆，水赤蓼子，主寒热积聚，破癥除瘕，心腹痼疾结气。

同麦门冬、沙参、五味子、甘草、青蒿、瓜蒌，止烦满。

同人参、麦门冬、酸枣仁、地黄，益气养血。

同牛膝、萆薢、木瓜、豨莶、杜仲、续断，主腰脊强，脚痹，除风邪留热。

【附方】《圣惠方》：独用一两为末，热酒每服二钱，主寒疝，少腹及阴相引痛，自汗出欲死。

《千金方》治堕胎下血：亦独用丹参十二两，酒五升，煮取三升，温服，日三。

萧炳云：酒浸服之，治风软脚，可逐奔马，故名奔马草。曾用有效。

《梅师方》治中热油及火烧，除外痛：用丹参八两细剉，以水微调，取羊脂二斤，煎，三上三下，以敷疮上。

【使用注意】妊娠无故勿服。畏咸水，反藜芦。

# 发　髪

【性味】味苦温，小寒，无毒。

【功用主治】主五癃关格不通。利小便水道，疗小儿痫，大人痓。仍自还神化。合鸡子黄煎之，消为水，疗小儿惊热。

【修治】雷敩云：是男子二十以来无疾患，颜色红白，于顶心剪下者。入丸药膏中用，先以苦参水浸一宿，漉出，入瓶子以火煅赤，放冷研用。

【发明】发者，血之余也。经曰：男子八岁，肾气盛，齿更发长。是发因人之血气以为生长荣枯也。故血盛之人则发润而黑，血枯之人则发燥而黄，《本经》用发髪之意为是故尔。其味苦气温。《别录》：小寒，无毒。入手足少阴经，大人痓，小儿惊痫，皆心肝二经血虚而有热也。发为血之余，故能入心，入肝益血。微寒而苦，又能泻热，所以疗小儿惊痫及大人痓也。

心与小肠为表里，肾与膀胱为表里，心肾有热则二腑亦受病。此药能入心除热，入肾益阴，则水道利，五癃关格俱通矣。是以古人治惊，多用茯苓、琥珀、竹叶之类，取其分利心经之热自小肠出也。日华子：主止血闷血晕，金疮伤风，及煎膏长肉消瘀血者，悉取其入心走肝，益血除热之功耳。自还神化之事，未见别方，大抵以火煅之，复化而凝成血质，此即自还神化之谓。是因血而生，复还为血，非神化而何？

# 麋　角

【性味】甘，无毒。

【功用主治】主痹，止血，益气力。茸，功用相同，而补阴之力更胜。

【发明】麋属阴，好游泽畔。其角冬至解者，阳长则阴消之义也。为补左肾真阴不足，虚损劳乏，筋骨腰膝酸痛，一切血液衰少为病。故主止血，益气力，及除痹也。痹虽风寒湿合而成疾，然外邪易入者，由气血先虚，经络因之壅滞，血脉不通故也。麋角入血益阴，荣养经络，故主之也。

**【附方】**《千金方》麋角丸：补心神，安五脏，填骨髓，理腰脚，能久立，聪明耳目，发白更黑，返老还少。麋角取当年新角连脑顶者，不论具数，去尖一大寸截断，于净盆中水浸，每夜换易。软即将出，削去皱皮，以锛锛取白处，至心即止。以清米泔浸两宿，取出曝干。以无灰酒于大瓷器中浸两宿，其药及酒俱入净釜中，初用武火煎一食顷，后以文火微煎如蟹眼，柳木不住手搅，时时添酒，以成膏为度。

煎时皆须平旦下手，不得经宿。仍看屑如稀胶，即以牛乳五升，酥一升，以次渐下后项药。另以麋角炙令黄为末，槟榔、通草、秦艽、肉苁蓉、人参、菟丝子、甘草各一两为末。将胶再煎一食顷，似稀粥即止火。投诸药末，和匀，约稠黏堪作丸，倾出，众手一时丸梧子大。空腹酒下三十丸，日加一丸，至五十丸为度。日二服，至一百日。忌房事。服经一月，腹内诸疾自相驱逐，有微利勿怪。服至二百日，面皱光泽。一年，齿落更生，强记身轻。二年，令人肥饱少食，不老神仙。合时须在净室，勿令阴人、鸡、犬、孝子等见。

杨氏《家藏方》二至丸：补虚损，生精血，去风湿，壮筋骨。用鹿角锛细，以真酥一两，无灰酒一升，慢火炒干，取四两。麋角锛细，以真酥二两，米醋一升，慢火炒干，取四两。苍耳子酒浸一宿，焙，半斤。山药、白茯苓、黄芪蜜炙，各四两，当归五两，肉苁蓉酒浸焙，远志、人参、沉香各二两，五味子一两，通为末，酒煮糯米糊丸梧子大。每服五十丸，温酒、盐汤任下，日二服。

**【使用注意】**阳气衰少，虚羸畏寒者勿用。肉多食，令人弱房。

## 乌骨鸡

**【性味】**味甘平，无毒。

**【功用主治】**主补虚劳羸弱，消渴，中恶鬼击心腹痛，益产妇，治女人崩中带下，一切虚损诸疾。

【发明】乌骨鸡得水木之精气，其性属阴，能走肝肾血分，补血益阴，则虚劳羸弱可除。阴回热去则津液自生，渴自止矣。阴平阳秘，表里固密，邪恶之气不得入，心腹和而痛自止，鬼亦不能犯矣。益阴则冲、任、带三脉俱旺，故能除崩中带下、一切虚损诸疾也。古方乌骨鸡丸治妇人百病者，以其有补虚、益阴、入血分之功也。

【附方】古方乌骨鸡丸：治妇人产后蓐劳及阴虚等证。方中半夏、人参乃立方者之误，宜去之。用骨一具煅存性，同红药子、白及、白蔹、冰片、雄黄、朱砂、乳香、没药、醋、蜜调敷，一切痈疽肿毒神效。

治中恶心腹痛欲死，但杀白乌骨鸡，乘热薄心即瘥。如鬼击猝死，用其热血涂心下亦妙。

## 鹿 髓

【性味】味甘温。

【功用主治】主丈夫、女子伤中绝脉，筋急痛，咳逆。以酒和服之良。主补肾气。

【发明】髓者，精血之纯懿，内充以实骨者也。鹿禀纯阳，故其髓味甘，气温，性能补血而润燥，所以主一切血脉不和，如伤中脉绝，筋急痛及咳逆也。

【配伍】日华子：同蜜煮服，壮阳道，令人有子。同地黄汁煎膏服，填骨髓，壮筋骨。治呕吐者亦此意也。

## 羊 血

【功用主治】主女人中风血虚闷，产后血晕，闷欲绝者。生饮一升即活。

【发明】血为水化，故其味应咸，气平无毒。女人以血为主，血热则生风，血虚则闷绝，咸平能补血凉血，故主女人血虚中风，及产后血闷欲绝也。性能解丹石毒，如丹砂、水银、汞粉、生银、硇砂、砒霜、硫黄、钟乳、礜石、阳起石等类。凡觉毒发，刺饮一升即解。

【使用注意】凡服地黄、何首乌诸补药者须忌之。

## 五、 凉血滋阴药

### 生地黄

【性味】大寒。

【功用主治】主妇人崩中血不止，及产后血上薄心闷绝，伤身胎动下血，胎不落，堕坠踠折，瘀血留血，鼻衄吐血，皆捣饮之。久服轻身不老。

【修治】采得即用者为生，晒干收者为干，以法制过者为熟。

【发明】干地黄禀仲冬之气以生。黄者，土之正色，兼禀地之和气，故味甘气寒而无毒。《别录》又云：苦者，以其兼入心脾也。此乃补肾家之要药，益阴血之上品。《本经》主折跌绝筋伤中，逐血痹者，肝藏血而主筋，补肝则荣血调，荣血调则伤中自去。痹者血分之病，因虚而风寒湿邪客之，故筋拘挛而痛。养血和肝，痹必瘳矣。作汤除寒热积聚、除痹者，血和则结散，故诸证自除也。

其曰填骨髓，长肌肉，主男子五劳七伤者，地黄为至阴之药，正补肾水真阴而益血，血旺则髓满，阴足则肌肉自长。五劳七伤皆阴虚内热、真阴不足之候。甘寒能除内热而益精髓，故劳伤自除也。女子伤中、胞漏下血者，阴虚则火炽而血热，火能销物，造化自然之道也，凉血益血则胞漏自止矣。下血者，血热也，凉血则下血自愈。荣血滞则为恶血，生地黄能行血，故破恶血。尿血者，肾与小肠热也，益阴凉血则尿血自止，二便自利矣。

胃为足阳明，胃家湿热盛则食不消，生地黄能泻脾胃中湿热，湿热去而脾胃安，则宿食自去。饱而努力则肠胃筋脉有绝伤之患。形属血，故行血益血则诸伤自理矣。五脏咸属阴，阴即精血，补精血则五脏内伤不足自愈矣。通血脉，益气力，利耳目者，皆脏安之验也。又主妇人崩中血不止，及产后血上薄心闷绝，伤身胎动下血，胎不落，堕坠踠折，瘀血留血，衄血吐血，生者捣汁饮之，皆凉血行血之功也。久服轻身不老，则益阴填髓补五脏之能事毕矣。

又按：日华子云助心胆气，强筋骨，长志，安魂定魄，除惊悸者，胆为五脏六腑之首，行春升之气，故十一脏皆取决于胆，为中正之官。地黄入手足少阴，亦入足厥阴，心与肝为子母之脏。胆为肝之腑，肝主筋，肾主骨。肾藏精与志，肝藏魂，肺藏魄，心胆二经虚则病惊悸。生地黄为手少阴之要药，能凉心助胆补肝，心凉则热不薄肺，肝肺清宁则魂魄自定，胆气壮则惊自除，肝肾足则筋骨自强，心肾交济则志自长矣。

【配伍】生地黄同大小蓟各半，俱捣取自然汁，和童便饮，治一切血热妄行，吐血，齿、鼻衄，神效。

取汁和面作馎饦冷淘，治虫心痛。

同苎麻根捣汁碗许，加炒砂仁末三钱，治胎动下血。

同麦门冬，治产后烦闷。

同当归、赤芍药、乳香、没药、肉桂、炒黄荆子末，治一切跌打折伤，瘀血作痛。

同金银花、甘草、荆芥穗、玄参、连翘、黄柏、地榆、白芷、木通，治血分湿热，生脓疮痛甚者，浓煎恣饮，立瘥。

入琼玉膏，为阴阳两补之要剂。

干地黄同沙苑蒺藜、肉苁蓉、鹿茸、山茱萸、五味子，能益男子精。

同人参、枸杞、五味子、麦门冬、鹿茸、车前子、覆盆子、菟丝子，多服令人有子。

得青蒿子、鳖甲、银柴胡、沙参、天麦二冬、黄柏、甘草、地骨皮、牡丹皮、白芍药、牛膝，能治骨蒸劳热。

同人参、远志、麦门冬、酸枣仁、柏子仁、茯神、甘草，治心虚惊悸，怔忡健忘。

同黄芪、黄连、黄柏、酸枣仁、五味子、白芍药、麦门冬、龙眼肉、牡蛎粉，治盗汗久不止。

得麦门冬、五味子、牛膝，枸杞子、车前子、阿胶、天门冬，治尿血。

同人参、麦门冬、五味子、牛膝，渍酒，能益气力，逐及奔马。

同当归、白芍药、川芎、阿胶、鹿角胶，能益母安胎。

同砂仁，治胎动下血，腰痛。

同青蒿、地骨皮、麦门冬、白芍药、山茱萸、枇杷叶，治妇人月事先期。

同生姜，治产后中风。

同当归、川芎、蒲黄、黑豆、炒炮姜、泽兰、益母、牛膝、续断、杜仲、鹿角胶，治一切产后血虚发热。

得肉桂及乳香、没药、五灵脂，治儿枕痛，夏月去桂。

同芍药、当归、川芎、阿胶、蕲艾、香附，治经事不调。

同甘菊花、女贞实、枸杞子、白蒺藜，能明目益精。

同黄连、连翘、薄荷、甘草、甘菊花、木通，治目暴赤痛。

同鹿茸、五味子、人参、人乳粉、白茯苓，能生齿。

同何首乌、桑椹、甘菊、鳢肠、蜀椒，能乌须发。

**【使用注意】**生地黄性大寒，凡产后恶食作泻，虽见发热、恶露作痛，不可误用，误用则泄不止。胃气者，后天元气之本也。胃困则饮食不运，精血不生，虚热何自而退？故并当归忌之。凡见此证，宜多加炮姜、桂心、人参，必自愈。凡阴虚咳嗽，内热骨蒸，或吐血等候，一见脾胃薄弱，大便不实，或天明肾泄，产后泄泻，产后不食，俱禁用生地黄、当归。误则同于前辙，慎之！凡胸膈多痰，气道不利，升降窒塞，药宜通而不宜滞，汤液中禁入地黄。

# 牡 丹

**【性味】**味辛苦寒，微寒，无毒。

**【功用主治】**主寒热，中风瘛疭，痉，惊痫邪气，除癥坚瘀血留舍肠胃，安五脏，疗痈疮，除时气头痛，客热，五劳劳气，头腰痛，风噤癫疾。

【发明】牡丹皮禀季春之气，而兼得乎木之性。阴中微阳，其味苦而微辛，其气寒而无毒，其色赤而象火，故入手少阴、厥阴，足厥阴，亦入足少阴经。辛以散结聚，苦寒除血热，入血分，凉血热之要药也。寒热者，阴虚血热之候也。中风瘛疭，痉，惊痫，皆因阴虚内热，荣血不足之故。热去则血凉，凉则新血生，阴气复。阴气复则火不炎，而无因热生风之证矣，故悉主之。

痈疮者，热壅血瘀而成也。凉血行血，故疗痈疮。辛能行血，苦能泄热，故能除血分邪气，及癥坚瘀血留舍肠胃。脏属阴而藏精，喜清而恶热，热除则五脏自安矣。《别录》并主时气头痛，客热，五劳劳气，头腰痛者，泄热凉血之功也。甄权又主经脉不通，血沥腰痛，此皆血因热而枯之候也。血中伏火，非此不除，故治骨蒸无汗，及小儿天行痘疮血热。东垣谓心虚肠胃积热，心火炽甚，心气不足者，以牡丹皮为君，亦此意也。

【配伍】神不足者手少阴，志不足者足少阴，故仲景肾气丸用之治神志之不足。究竟牡丹皮乃入心经正药，心主血，凉血则心不热而阴气得宁。用之肾经药中者，阴阳之精互藏其宅，神志水火藏于心肾，即身中坎离也。交则阴阳和而百病不生，不交则阴阳否而精神离矣。欲求弗夭，其可得乎？

入清胃散，治阳明胃经血热齿痛。

洁古曰：叶为阳，发生也。花为阴，成实也。丹者，赤色火也，故能泻阴胞中之火，四物汤加之治妇人骨蒸。又曰：牡丹皮入手厥阴、足少阴，故治无汗之骨蒸，然须与青蒿子、天麦门冬、沙参、地黄、五味子、牛膝、枸杞之属同用，始得其力。

【使用注意】牡丹皮本入血凉血之药，然能行血，凡妇人血崩，乃经行过期不净，并忌与行血药同用。忌胡荽。赤花者利，白花者补。


# 茅　根

【性味】味甘寒，无毒。

【功用主治】主劳伤虚羸，补中益气，除瘀血，血闭寒热，利小便，下五淋，除客热在肠胃，止渴坚筋，妇人崩中。久服利人。

【发明】茅根正禀土之冲气，而兼感乎春阳生生之气以生，故其味甘气寒而无毒。入手少阴、足太阴、阳明。劳伤虚羸必内热，甘能补脾，甘则虽寒而不犯胃，甘寒能除内热，故主劳伤虚羸。益脾所以补中，除热所以益气，甘能益血。血热则瘀，瘀则闭，闭则寒热作矣。寒凉血，甘益血，热去则血和，和则瘀消而闭通，通则寒热自止也。小便不利，由于内热也，热解则便自利。淋者，血分虚热所致也，凉血益血则淋自愈，而肠胃之客热自解，津液生而渴亦止矣。肝藏血而主筋，补血凉肝则筋坚矣。血热则崩，凉血和血，崩自愈矣。血热则妄行，溢出上窍为吐，为咯，为鼻衄、齿衄，凉血和血则诸证自除。益脾补中利小便，故亦治水肿、黄疸，而兼理伤寒哕逆也。

【配伍】同麦冬、生地、枸杞子，治劳伤内热。

同生地、麦冬、苏子、枇杷叶、白芍药、甘草、蒲黄、童便，治诸血。

同牛膝、生地黄、童便，治血热经枯而闭。

同竹茹、麦冬、石膏、人参，治伤寒胃热哕逆。

同芍药、赤小豆、赤白茯苓、车前子、薏苡仁、木瓜、石斛、木通，治水肿。

同枇杷叶、竹茹、麦门冬，治火炎内热，反胃上气。

同生地、天麦门冬、车前子、牛膝、白茯苓、黄柏、五味子、枸杞子、童便，治尿血。

【使用注意】因寒发哕，中寒呕吐，湿痰停饮发热，并不得服。


## 大蓟　小蓟

【性味】味甘温。

【功用主治】主养精保血。大蓟主女子赤白沃，安胎，止吐血鼻衄。令人肥健。

【发明】大蓟根禀土之冲气，兼得天之阳气，故味甘气温而无毒。日华子：凉，当是微寒。陶云有毒，误也。女子赤白沃，血热所致也。胎因热则不安。血热妄行，溢出上窍则吐衄。大蓟根最能凉血，血热解则诸证自愈矣。其性凉而能行，行而带补。补血凉血则荣气和，荣气和故令肥健也。

《药性论》云：大蓟亦可单用，味苦平，止崩中下血。生取根捣绞汁服半升许，立瘥。

日华子云：大蓟叶凉，治肠痈，腹藏瘀血，血晕，扑损，可生研，酒并小便任服。恶疮疥癣，盐研罯敷。又名刺蓟，山牛蒡。

小蓟根苗，气味甘温，微寒，无毒。其所禀与大蓟皆同，得土中冲阳之气，而兼得乎春气者也。故主养精保血。精属阴，气血之所生也。甘温益血而除大热，故能养精而保血也。

陈藏器云：破宿血，生新血，暴下血，血崩出血，呕血等，绞取汁，作煎，和沙糖合，金疮及蜘蛛蛇蝎毒服之亦佳。

日华子云：小蓟根凉，无毒，治热毒风，并胸膈烦闷，开胃下食，退热，补虚损。苗去烦热，生研汁服。小蓟力微，只可退热，不似大蓟能补养下气。

《食疗》云：小蓟根主养气，取生根叶捣取自然汁，服一盏亦佳。又取叶煮食之，除风热。根主崩中，又女子月候伤过，捣汁半升服之。金疮血不止，挼叶封之。夏月热烦闷不止，捣叶取汁半升，服立瘥。

【配伍】大蓟叶得地榆、茜草、牛膝、金银花，治肠痈、腹痛、少腹痛。生捣绞汁，入前四味浓汁，和童便饮，良。

得炒蒲黄、棕皮灰，调汁半升，治崩中下血，立瘥。

又治瘀血作晕，跌扑损伤作痛，俱生取汁，入酒并童便服。

又治恶疮疥癣，同盐捣罯之。

【附方】《圣惠方》治心热吐血口干：用刺蓟叶及捣绞取汁，每服一小盏，顿服。

又方，乳石发动，壅热心闷吐血：以生刺蓟捣取汁，每服一合，入蜜少许，搅匀服之。

《外台秘要》治鼻塞不通：小蓟一把，水二升，煮取一升，去滓分服。

《梅师方》治猝吐血及泻鲜血：取小蓟叶捣汁，温服。

《简要济众》治九窍出血：以刺蓟一握，绞取汁，以酒半盏，调和顿服。如无鲜汁，只捣干者为末，冷水调三钱。

又方，治小儿浸淫疮，痛不可忍，发寒热：刺蓟末，新水调敷疮上，干即易之。

【使用注意】大、小蓟性下行，以其能下气，故主崩衄多效。惟不利胃弱泄泻，及血虚极，脾胃弱，不思饮食之证。

# 茜 根

【性味】味苦寒，无毒。

【功用主治】主寒湿风痹，黄疸，补中止血，内崩下血，膀胱不足，踒跌，蛊毒。久服益精气，轻身。

【发明】茜根禀土与水之气，而兼得天令少阳之气以生。《本经》味苦寒，甄权云甘，洁古：微酸咸温无毒，盖尽之矣。入足厥阴、手足少阴，行血凉血之要药也。非苦不足以泄热，非甘不足以和血，非咸不足以入血软坚，非温少阳之气不足以通行。故主痹及疸。疸有五，此其为治，盖指蓄血发黄，而不专于湿热者也。痹者血病，行血软坚则痹自愈。甘能益血而补中，病去血和，补中可知已。苦寒能下泄热气，故止内崩及下血，除热，故益膀胱。踒跌则血瘀，血行则踒跌自安。凉无病之血，行已伤之血，故治蛊毒。日华子：味酸，止鼻洪①，带下，产后血晕，乳结，月经不止，肠风痔瘘，排脓，治疮疖，泄清尿血，扑损瘀血。皆取其凉血行血，苦寒泄热之功耳。

【配伍】同地黄、麦门冬、当归身、阿胶、茅根、童便，主吐血，衄血，诸血热妄行，溢出上窍。

---

① 鼻洪：严重鼻衄。

同牛膝、地黄、黄芪、地榆、芍药、荆芥穗，治肠风下血。

佐地榆，治横痃鱼口，有神效。

同䗪虫、乳香、没药、桂心、牛膝、地黄，主踒跌。

【使用注意】病人虽见血证，若加泄泻，饮食不进者勿服。

# 桑　椹

【性味】味甘寒，无毒。

【功用主治】黑者止消渴。陈藏器：利五脏、关节，通血气，久服不饥，安魂镇神，令人聪明，变白不老。

【修治】多收曝干，为末，蜜丸，日服。时珍：捣汁饮，解中酒毒。酿酒服，利水气消肿。

【异名】一名文武实。

【发明】桑椹者，桑之精华所结也。其味甘，其气寒，其色初丹后紫，味厚于气。合而论之，甘寒益血而除热，其为凉血补血益阴之药无疑矣。消渴由于内热津液不足，生津故止渴。五脏皆属阴，益阴故利五脏。阴不足则关节之血气不通，血生津满，阴气长盛，则不饥而血气自通矣。热退阴生则肝心无火，故魂安而神自清宁，神清则聪明内发，阴复则变白不老。甘寒除热，故解中酒毒。性寒而下行利水，故利水气而消肿。皆自然之道也。

【附方】寇宗奭曰：《本经》言桑甚详，独遗乌椹。然桑之精英尽在于此。采摘微研，以布滤汁，石器熬成稀膏，量多少入蜜熬稠，贮瓷器中，每抄一二钱，食后、夜卧以沸汤点服。治服金石药发热口渴，生精神，及小肠热甚。

《仙方》：日干为末，蜜和丸，酒服亦良。

《四时月令》云：四月宜饮桑椹酒，能理百种风热。其法用桑椹汁三斗，重汤煮至一斗半，入白蜜二合，酥油一两，生姜汁一合，煮令得所，瓶收。每服一合，和酒饮之。亦可以汁熬烧酒藏之，经年味愈佳。

《普济方》治水肿胀满，水不下则满溢，水下则虚竭还胀，十无一活，宜用桑椹酒治之：桑白皮切，以水二斗，煮汁一斗，入桑椹再煮，取五升，以糯米饭五升，酿酒饮。

《保命集》治瘰疬结核，文武膏：用文武实，即桑椹子二斗，黑熟者，以布取汁，银石器熬成膏，每白汤调服一匙，日三服。

《千金方》治小儿赤秃：桑椹子取汁，频服。

《圣济录》治小儿白秃：黑椹入罂中，曝三七日，化为水，洗之三七日，神效。

《集简方》治阴证腹痛：桑椹绢包风干，过伏天，为细末。每服三钱，热酒下，取汗。

**【使用注意】** 甘寒带滑，故润而下行，脾胃虚寒作泄者勿服。

# 小 麦

**【性味】** 味甘，微寒，无毒。

**【功用主治】** 主除热，止燥渴咽干，利小便，养肝气，止漏血、唾血。

**【发明】** 小麦禀四时中和之气，故其味甘，气微寒，无毒，入手少阴经。少阴有热，则燥渴咽干，解少阴之热，则燥渴咽干自止。心与小肠为表里，脏气清，腑病亦自除，故利小便。肝心为子母之脏，子能令母实，故主养肝气。甘寒走二经而能益血凉血，故止漏血、唾血也。

浮麦：即水淘浮起者，能止自汗、盗汗，亦以北方者良。古方有用寒食面者，寒食日以纸袋盛面，悬风处，数十年亦不坏。取其热性去而无毒也。

**【附方】**《奉亲书》老人五淋，身热腹满：小麦一升，通草二两，水三升，煮一升，饮之良。

《生生编》走气作痛：用小麦麸拌，酽醋炒热，袋盛熨之。面作蒸饼和药，取其易消也。

**【使用注意】** 小麦寒气全在皮，故面去皮则热，热则壅滞动气，发渴助湿，令人体浮，皆其害也。凡大人脾胃有湿热，及小儿食积疳胀，皆不宜服。然北人以之代饭，常御而不为患者，此其地势高燥，无湿热熏蒸之毒，故面性亦温平，能厚肠胃，强气力，补虚，助五脏，其功不减于稻粟耳。东南卑湿，春多雨水，其湿热之气郁于内，故食之过多，每能发病也，夏月疟痢人尤不宜食。

## 黄明胶

**【性味】** 味甘平，无毒。

**【功用主治】** 主诸吐血，下血，血淋，妊妇胎动下血，风湿走注疼痛，打扑伤损，汤火灼疮，一切痈疽肿毒，活血止痛。

**【发明】** 黄明胶即牛皮胶。黄明胶即今水胶，乃牛皮所作，其色黄明，非白胶也，亦非阿井水所作。其气味与阿胶同，故其所主亦与阿胶相似。以非阿井水及驴皮同造，故不能疏利下行。以其性味皆平补，亦宜于血虚有热者。若鹿角胶则性味温补，非虚热者所宜，不可不详辨也。

**【附方】** 蔺氏方跌扑损伤：真牛皮胶一两，干冬瓜皮一两，剉，同炒存性，研末。每服五钱，热酒一盏调服，仍饮酒二三盏，暖卧，微汗痛止。

《本事方》诸般痈肿：黄明胶一两，水半升化开，入黄丹一两，煮匀，以鹅翎扫上疮口。如未成者，涂其四围自消。

阮氏《经验方》背疽初起：用黄明牛皮胶四两，入酒重汤顿化，随意饮尽。不能饮者，滚白汤饮之，服此，毒不内攻。一方加穿山甲四片，炒成末，其妙无比。

## 鳢肠（旱莲草）

**【性味】** 味甘酸平，无毒。

**【功用主治】** 主血痢，针灸疮发，洪血不可止者，敷之立已。汁涂发眉，生速而繁。

**【发明】** 鳢肠正禀北方坎水之气，故其汁玄黑，其味甘酸平而无毒，纯阴之草也。入肾，入肝，亦入胃与大小肠，善凉血。须发白者，血热也。齿不固者，肾虚有热也。凉血益血则须发变白而齿亦因之而固矣，故古今变白之草当以兹为胜。《本经》主血痢及针灸疮发，洪血不可止者，敷之立已。涂眉发，生速而繁。萧炳又谓能止血排脓，通小肠，敷一切疮。膏点鼻中添脑者，盖以血痢由于血分为湿热所伤，针灸疮发，洪血不止，亦缘病人素有血热，及加艾火则益炽矣，血凉则不出。荣血热壅则生脓，凉血则自散，小肠属丙火，有热则不通，荣血热解则一切疮自愈。脑为髓之海，热则消，火能消物故也。鼻窍通气于脑，故以膏点鼻中，使脑中热散，无邪剥蚀，则脑自益之矣。数者，何非凉血之功也。

**【配伍】**同蓝叶各一握，油一斤，入浸，密封四十九日，每卧时以铁匙点一切眼疾，翳膜遮障，凉脑，再摩顶上四十九遍，久久甚佳，亦治头痛，能生发。

同车前草等份，杵取汁，每空心服三杯，治小便尿血。

独用瓦上焙研，每米饮下二钱，治肠风脏毒，下血不止。

独用捣汁，冲极热酒饮，治痔漏疮发，外即以滓敷患处，重者不过三服。

同盐少许，揉擦掌心，治风牙疼痛。

**【附方】**孙真人《千金》月令方有金陵煎，能益髭须，变白为黑：金陵草一秤，六月后收，拣青嫩无泥土者，不用洗，抹净，摘去黄叶，烂捣，新布绞取汁，以纱绢滤过，入通油器钵盛之，日中煎五日。又取生姜一斤绞汁，白蜜一斤合和，日中煎，以柳木勿停手搅，待如稀饧，药乃成矣。每早及午后各服一匙，以温酒一盏化下。如欲作丸，日中再煎，令可丸，每服三十丸，及时多合为佳。

《摄生众妙》用方：取旱莲草根一斤，用无灰酒洗净，青盐四两，淹三宿，同汁入油锅中炒存性，研末。日用擦牙，连津咽之，能乌须固齿。

又方：旱莲一两半，麻籸饼三两，升麻、青盐各三两半，诃子连核二十个，皂角三挺，晚蚕沙二两炒，为末，薄醋面糊丸弹子大，晒干，入泥瓶中火煅，令烟出存性，取出研末，日用揩牙。

又方：取汁滴鼻中，治偏正头痛。

【使用注意】鳢肠性冷，阴寒之质，虽善凉血，不益脾胃。病人虽有血热，一见脾胃虚败，饮食难消，及易溏薄作泄者，勿轻与服。孙真人方用姜汁和剂，盖防其冷而不利于肠胃故也。不用姜汁、椒红①相兼修事服之者，必腹痛作泄，宜详审之。

## 六、 养阴活血药

### 当 归

【性味】味甘辛温，大温，无毒。

【功用主治】主咳逆上气，温疟寒热洗洗在皮肤中，妇人漏下绝子，诸恶疮疡，金疮，煮饮之。温中止痛，除客血，内塞，中风痉，汗不出，湿痹，中恶客气，虚冷，补五脏，生肌肉。

【发明】当归禀土之甘味，天之温气。《别录》：兼辛，大温，无毒。甘以缓之，辛以散之润之，温以通之畅之。入手少阴、足厥阴，亦入足太阴。活血补血之要药，故主咳逆上气也。温疟寒热洗洗在皮肤中者，邪在厥阴也，行血则厥阴之邪自解，故寒热洗洗随愈也。妇人以血为主，漏下绝子，血枯故也。诸恶疮疡，其已溃者温补内塞，则补血而生肌肉也。金疮以活血补血为要，破伤风亦然，并煮饮之。

内虚则中寒，甘温益血，故能温中。血凝则痛，活血故痛自止。血溢出膜外，或在肠胃，曰客血。得温得辛则客血自散也。内塞者，甘温益血之效也。中风痉，痉即角弓反张也。汗不出者，风邪乘虚客血分也。得辛温则血行而和，故痉自柔而汗自出也。痹者，血分为邪所客，故拘挛而痛也。风寒湿三者合而成痹，血行则邪不能客，故痹自除也。中恶者内虚，故猝中于邪也。客气者，外来之寒气也，温中则寒气自散矣。虚冷者，内虚血不荣于肉分，故冷也。补五脏、生肌肉者，脏皆属阴，阴者血也，阴气足则荣血旺而肌肉长也。患人虚冷，加而用之。

---

① 椒红：椒实的外皮。

【配伍】同川芎、芍药、地黄，名四物汤，主妇人血分百病。加炒黑干姜、炒黑豆、泽兰、牛膝、益母草、蒲黄，治妇人产后百病。

同桂枝、术、菊花、牛膝，主痹。

同牛膝、鳖甲、橘皮、生姜，治疟在阴分久不止。

同酸枣仁、远志、人参、茯神，治心血虚不得眠。

同黄芪、生熟地黄、黄芩、黄连、黄柏，治盗汗。

同荆芥、白芷、川芎、地黄，治破伤风。

同续断、牛膝、杜仲、地黄、鹿角屑、桂，治一切折伤跌跌，挫闪作疼。

同川芎、人参，治难产及倒生。

同益母草、红蓝花、蒲黄、牛膝，治产后血上薄心。

同白胶、地黄、芍药、续断、杜仲，治妇人血闭无子。

同地榆、金银花、滑石、红曲，治滞下纯血，里急后重。

【使用注意】当归性辛温，虽能活血补血，终是行走之性，故致滑肠。又其气与胃气不相宜，故肠胃薄弱，泄泻溏薄，及一切脾胃病，恶食不思食，及食不消，并禁用之。即在产后胎前，亦不得入。恶䕡茹、面，畏菖蒲、海藻、牡蒙[①]。

## 柏实（柏子仁）

【性味】味甘平，无毒。

【功用主治】主惊悸，安五脏，益气，除风湿痹，疗恍惚虚损吸吸，历节腰中重痛，益血止汗。久服令人润泽美色，耳目聪明，不饥不老，轻身延年。

【发明】柏感秋令，得金气，其质坚而气极芬芳，故其实味甘平无毒。甄权加辛，亦应有之。入足厥阴、少阴，亦入手少阴经。其主惊悸者，心藏神，肾藏精与志，心肾两虚则病惊悸。入心故养

---

① 牡蒙：即紫参。

神，入肾故定志，神志得所养而宁定，则其证自除矣。芬芳则脾胃所喜，润泽则肝肾所宜，故能安五脏，五脏皆安则气自益矣。心主五色，耳为肾窍，目为肝窍，加以久服气专，其力自倍，岂不令人润泽美色，耳目聪明，不饥不老，轻身延年哉！《别录》：疗恍忽，即惊悸之渐也。虚损吸吸，精气微也。历节腰中重痛，肝肾不足也。汗乃心液，心主血，益阴血则诸证悉瘥矣。

【用法】柏实，凡使先以酒浸一宿，至明漉出晒干，用黄精自然汁于日中煎之，缓火煮成煎为度。每煎柏子仁三两，用酒五两浸。服柏实法：九月连房取实，曝收去壳，研末。每服二钱，温酒下，一日三服，渴即饮水，令人悦泽。一方加松子仁等份，以松脂和丸。一方加菊花等份，蜜丸服。

【附方】寇宗奭治老人虚闭：柏子仁、松子仁、大麻仁等份，同研，熔蜜蜡丸梧子大。以少黄丹汤，食前服二三十丸，日二服。

《普济方》治小儿躽啼惊痫，腹满，大便青苔色：用柏子仁末，温水调服一钱。

陆氏《积德堂方》治黄水湿疮：真柏油二两，熬稠搽之，如神。

【使用注意】柏子仁体性多油，肠滑作泻者勿服，膈间多痰者勿服。阳道数举，肾家有热，暑湿作泻，法咸忌之。已油者勿用入药。

## 牛 膝

【性味】味苦酸平，无毒。

【功用主治】主寒湿痿痹，四肢拘挛，膝痛不可屈伸，逐血气，伤热火烂，堕胎。疗伤中少气，男子阴消，老人失溺。补中续绝，填骨髓，除脑中痛及腰脊痛，妇人月水不通，血结。益精，利阴气，止发白，久服轻身耐老。

【发明】牛膝禀地中阳气以生，气则兼乎木火之化也，故其味苦酸平无毒。味厚气薄，走而能补。性善下行，故入肝肾。主寒湿痿痹，四肢拘挛，膝痛不可屈伸者，肝脾肾虚，则寒湿之邪客之而成痹，及病四肢拘挛，膝痛不可屈伸。此药既禀地中阳气所生，又兼木火之化，其性走而下行，其能逐寒湿而除痹也必矣。盖补肝则筋舒，下行则理膝，行血则痛止。逐血气，犹云能通气滞血凝也。详药性，气当作痹。

伤热火烂，血焦枯之病也。血行而活，痛自止矣。入肝行血，故堕胎。伤中少气，男子阴消，老人失溺者，皆肾不足之候也。脑为髓之海，脑不满则空而痛。腰乃肾之腑，脊通髓于脑，肾虚髓少则腰脊痛，血虚而热则发白，虚羸劳顿则伤绝。肝藏血，肾藏精，峻补肝肾则血足而精满，诸证自瘳矣。血行则月水自通，血结自散。久服轻身耐老。

【配伍】君术、仙茅、木瓜、石斛、茯苓、石楠叶、五加皮、萆薢、生地黄、黄芪、芍药、虎骨、沉香、桂，治诸痹。

同甘菊花、石斛、木瓜、何首乌、生地黄、虎骨、沉水香、人参、术、黄芪、天门冬、麦门冬、杜仲、续断、芍药、橘皮、黄柏、桑寄生、白鲜皮，治一切痿痹，四肢拘挛，筋骨疼痛。

君当归、地黄，能下死胎。加朴硝，立下胞衣。

君木瓜、石斛、萆薢、生地黄、黄柏、五加皮、骨碎补、续断、金银花、白及、芍药、甘草、甘菊根、紫花地丁、茜草、连翘，治鹤膝风。

根苗同用二三两，浓煎，调鳖甲末三钱，空心服，治疟在阴分久不瘥者，三剂必已。胃虚者加人参两许，橘皮去白五钱。

君青蒿、生地黄、麦门冬、甘枸杞子，熬膏，治妇人血虚发热，内热口干舌苦。

治小便不利，茎中痛欲死，兼治妇人血结腹坚痛，鲜牛膝三四两，白酒煎浓，服之立愈。

金疮作痛，生捣敷之立瘥。

【使用注意】误用伤胎，经闭未久、疑似有娠者勿用。上焦药中勿入，血崩不止者忌之，忌牛肉、牛乳。

## 七、 养阴祛痰药

### 淡竹沥

【性味】味甘，大寒，无毒。

【功用主治】疗暴中风痹、胸中大热，止烦闷、消渴、劳复。

【发明】竹沥，竹之津液也。经云大寒，亦言其本性耳。得火之后寒气应减，性滑流利，走窍逐痰，故为中风家要药。凡中风之证，莫不由于阴虚火旺，煎熬津液，结而为痰，壅塞气道，不得升降。热极生风，以致猝然僵扑，或偏痹不仁。此药能遍走经络，搜剔一切痰结，兼之甘寒能益阴而除热，痰热既祛则气道通利，经脉流转，外证自除矣。其主胸中大热，止烦闷者，取其甘寒清热益阴之功耳。观古人以竹沥治中风，则知中风未有不因阴虚痰热所致。不然，如果外来风邪，安得复用此甘寒滑利之药治之哉？

【配伍】同贝母、栝楼仁、霞天膏、白芥子、苏子、橘红、郁金、童便、麦门冬，治中风口眼㖞斜，语言謇涩，或半身不遂等症。

【附方】《千金方》治中风口噤：竹沥加姜汁，日日饮之。

《梅师方》治产后中风口噤，身直面青，手足反张：以竹沥饮一二升即苏。

《外台秘要》治破伤中风：凡闪脱折骨诸疮，慎不可当风用扇，中风则发痉口噤项急，杀人。亟饮竹沥二三升，忌饮食及酒。

《千金方》小儿伤寒：淡竹沥、葛根汁各六合，细细与服。

《至宝方》小儿狂语，夜后便发：竹沥夜服二合。

《产宝方》妇人胎动，妊娠因夫所动，困绝：以竹沥饮一升，立愈。

《梅师方》孕妇子烦：茯苓二两，竹沥一升，水四升，煎二升，分三服。

《千金方》时气烦躁，五六日不解：青竹沥半盏，煎热，数数饮之，覆取微汗。

李绛《兵部手集》咳嗽肺痿，大人小儿咳逆短气，胸中吸吸，咳出涕唾，嗽出臭脓：用淡竹沥一合，服之日三五次，以愈为度。

**【使用注意】** 寒痰、湿痰及饮食生痰不宜用。

## 霞天膏

**【性味】** 味甘温，无毒。

**【功用主治】** 主中风偏废，口眼歪斜，痰涎壅塞，五脏六腑留痰、宿饮、癖块，手足皮肤中痰核。

**【修治】** 其法用肥嫩雄黄牛肉三四十斤，洗极净，水煮成糜，滤去滓，再熬成膏用。

**【发明】** 胃属土，为水谷之海，无物不受。胃病则水谷不能以时运化，羁留而为痰饮。壅塞经络，则为积痰、老痰、结痰等证。阴虚内热生痰，则为偏废、口眼歪斜；留滞肠胃，则为宿饮、癖块；随气上涌，则为喘急迷闷；流注肌肉，则为结核，王隐君论人之诸疾悉由于痰。然而痰之所生，总由于脾胃虚不能运化所致，惟用霞天膏以治诸痰证者。盖牛，土畜也，黄，土色也，肉者，胃之味也，熬而为液，虽有形而无浊质也。以脾胃所主之物治脾胃所生之病，故能由肠胃而渗透肌肤毛窍，搜剔一切留结也。阴虚内热之人往往多痰，此则由于水涸火炽，煎熬津液，凝结为痰。胶固难散者，亦须以此和竹沥、贝母、橘红、苏子、栝楼根、枸骨叶之类消之；或以橘皮、白茯苓、苏子、白豆蔻仁、半夏、苍术为曲，治脾胃积痰；或以橘皮、贝母、苏子、栝楼根及仁、蓬砂为曲，治积热痰结。

## 五倍子

**【性味】** 味苦酸平，无毒。

**【功用主治】** 疗齿宣疳䘌，肺脏风毒流溢皮肤，作风湿癣疮，瘙痒脓水，五痔下血不止，小儿面鼻疳疮。

**【发明】** 五倍子得木气，兼金水之性，其味苦酸涩，气平无毒。气薄味厚，敛也，阴也。入手太阴、足阳明经。《本经》：主齿宣疳矗，风湿癣疮，及小儿面鼻疳疮者，皆从外治，取其苦能杀虫，酸平能敛浮热，性燥能主风湿疮痒脓水。五痔下血者，大肠积热也，大肠与肺为表里，肺得敛肃则大肠亦自清宁也。藏器：疗肠虚泄利。日华子：主生津液，消酒毒。时珍谓其敛肺降火，化痰饮，止咳嗽、消渴、盗汗，敛溃疮、金疮，收脱肛、子肠坠下者，悉假其入肺清金，收敛固脱之功耳。

**【配伍】** 同地骨皮、小蓟、皮硝、甘草、苦参、葱头，煎汤洗杨梅结毒。

**【附方】**《集灵方》自汗、盗汗：用五倍子研末，津调填脐中，缚定，一夜即止。

化痰生津，嚼化丸：用五倍子安大钵头内，用煮糯米粥汤浸，盖好安静处，七日后常看，待发芽黄金色，又出黑毛，然后将箸试之，若透内无硬，即收入细瓦钵中。擂如酱，连钵日中晒至上皮干了。又擂匀，又晒，晒至可丸，方丸弹子大，晒干收用。其味甘酸，能化一切胶痰。

又方，脾泄久利：五倍子炒半斤，陈仓米炒一升，丁香、细辛、木香各三钱，川椒五钱，为末，每服一钱，蜜汤下，日二服。忌生冷鱼肉。

《和剂局方》玉锁丹：治肾经虚损，心气不足，思虑太过，真阳不固，尿有余沥，小便白浊如膏，梦中频遗，盗汗虚烦，食减乏力。此方性温不热，极有神效。五倍子一斤，白茯苓四两，龙骨二两，为末，水糊丸梧子大。每服七十丸。食前盐汤送下，日三服。

《百一选方》脏毒下血：五倍子不拘多少为末，大鲫鱼一枚，去肠胃鳞鳃，填药令满，入瓶内煅存性，为末。每服一钱，温酒下。

《直指方》大肠痔疾：五倍子煎汤熏洗，或烧烟熏之，自然收缩。

《三因方》脱肛不收：用五倍子末三钱，入白矾少许，水一碗，煎汤洗之，立效。

《妇人良方》产后肠脱：五倍子末掺之。

《博济方》风毒攻眼，肿痒涩痛不可忍者，或上下睑赤烂，或浮翳瘀肉侵睛，神效驱风散：五倍子一两，蔓荆子一两半，为末，每用二钱，水二盏，铜石器内煎汁，去滓，乘热洗，大能明目去涩。

杨子建《护命方》牙龈肿痛：五倍子两许，瓦焙，研末，以半钱敷痛处，片时唾去涎。内服祛风热药。

《端效方》白口恶疮，状似木耳，不拘大人小儿，并用五倍子、青黛等份为末，以筒吹之。

《儒门事亲》赴筵散：治口舌生疮。五倍子、密陀僧等份为末，浆水漱过，干贴之。《院方》加晚蚕蛾。

《杏林摘要》鱼口疮毒，初起未成脓者：用五倍子炒黄研，入百草霜等份，以腊醋调涂患处，一日一夜即消。

《拔萃方》一切金疮：五倍子、降真香等份，炒，研末敷之，皮肉自痊。

【使用注意】五倍子性燥急而专收敛，咳嗽由于风寒外触者忌之，泻痢非肠虚脱者忌之，咳嗽由于肺火实者忌之。若误服之，反致壅塞喘满，以其酸敛太骤，火气无从泄越故耳。

## 八、 补肾益精药

### 白蒺藜

【性味】味苦辛温，微寒，无毒。

【功用主治】主恶血，破癥结积聚，喉痹，乳难，身体风痒，头痛，咳逆伤肺，肺痿，止烦下气，小儿头疮，痈肿阴癀，可作摩粉。其叶主风痒，可煮以浴。久服长肌肉，明目轻身。

【发明】止烦下气，久服长肌肉，明目轻身，以其入肾益精故也。专饵长年，效可责矣。单行杂疗，主治良多，本草诸方咸堪选用。形如羊肾圆而细，色如绿豆，嚼之作绿豆腥气，为末煮之，则香同新茶者真。

【配伍】白蒺藜得莲须、山茱萸、五味子、莲肉、覆盆子、鱼胶、龙骨、白胶，能固精益肾，令人有子，兼主小便遗沥。

得甘菊花、甘枸杞子、决明子、女贞实、槐角子，能明目。

【使用注意】白蒺藜性能固精，命门火炽，阳道数举，交媾精不得出者勿服。

# 车前子

【性味】味甘咸寒，无毒。

【功用主治】主气癃，止痛，利水道小便，除湿痹，男子伤中，妇子淋沥，不欲食，养肺，强阴益精，令人有子，明目，疗赤痛。久服轻身耐老。主金疮止血，衄鼻瘀血，血瘕下血，小便赤，止烦下气，除小虫。

【发明】车前子禀土之冲气，兼天之冬气以生，故味甘寒而无毒。《别录》：兼咸，故走水道，其主气癃止痛，通肾气也。小便利则湿去，湿去则痹除。伤中者必内起烦热，甘寒而润下则烦热解，故主伤中。女子淋沥不欲食，是脾肾交病也。湿去则脾健而思食，气通则淋沥自止。水利则无胃家湿热之气上熏，而肺得所养矣。

男女阴中俱有二窍，一窍通精，一窍通水。命门真阳之火即系先天之元气，道家谓之君火，后天之精气亦与之合而系焉。膀胱者，湿热浊阴之水渗出下窍为小便，道家谓之民火是也。二窍不并开，故水窍常开，则小便利而湿热外泄，不致鼓动真阳之火，则精窍常闭而无漏泄。久久则真火宁谧而精用益固，精固则阴强，精盛则生子。肾气固即是水脏足，故明目及疗赤痛。轻身耐老，即强阴益精之验。肝、肾、膀胱三经之要药也。

子主气癃，利水道，疗肝中有风热冲目。若人服固精药久，服此一泄即有子。

【配伍】同木通、沉香、橘皮、升麻，治气癃。

同二术、宣木瓜、石斛、川萆薢、茯苓、五加皮，治湿痹。

独用为末，米饮下二钱匕，治暴泻神效。

君白芍药、白茯苓、白扁豆、炙甘草，治水泄。

同生地黄、牛膝、天门冬、麦门冬、黄柏、五味子、甘枸杞子、人参、白胶，治尿血及妇人血淋。

入十子衍宗丸，为生精种子要药。

入金匮肾气丸，则固精益阴。

独用炒为末，专治湿胜水泻。

同五味子、覆盆子、莲子、莲须、山茱萸肉、没食子、沙苑蒺藜、人参、麦门冬、牛膝、白胶、鱼胶，能强阴固精种子。

同生地黄、甘菊花、决明子、玄参、密蒙花、连翘、黄连、柴胡、生甘草，治暴赤目痛。

【使用注意】车前子性走下窍，虽有强阴益精之功，若遇内伤劳倦，阳气下陷之病，皆不当用。肾气虚脱者，忌与淡渗药同用。

## 桑螵蛸

【性味】味咸甘平，无毒。

【功用主治】主伤中，疝瘕，阴痿，益精生子。女子血闭腰痛，通五淋，利小便水道，又疗男子虚损，五脏气微，梦寐失精遗尿，久服益气养神。二月三月采蒸之，当火炙，不尔令人泄。

【发明】桑螵蛸，桑树上螳螂子也。禀秋金之阴气，兼得桑木之津液。《本经》：味咸气平。《别录》：甘，无毒。气薄味厚，阴也，入足少阴、太阳经。人以肾为根本，男子肾经虚损则五脏气微，或阴痿，梦寐失精遗尿。咸味属水，内合于肾，肾得之而阴气生长，故能愈诸疾及益精生子也。肾与膀胱为表里，肾得所养则膀胱自固，气化则能出，故利水道，通五淋也。女子属阴，肝肾用事，疝瘕血闭腰痛皆二经为病，咸能益阴入血软坚，是以主之。甘能补中，故主伤中益气。肾足则水自上升，克与心交，故能养神也。

【附方】《外台秘要》虚劳盗汗，遗精白浊：桑螵蛸炙、白龙骨等份，为细末，每服二钱，空心盐汤下。

寇宗奭方桑螵蛸散：治男子房劳，小便日数十次，如稠米泔，心神恍惚，瘦瘁食减。其药安神魂，定心志，治健忘，补心气，止小便数。用桑螵蛸、远志、龙骨、菖蒲、人参、茯神、当归、龟甲各如法制，各一两，为末，卧时人参汤调下二钱。

《千金翼》妇人遗尿：桑螵蛸酒炒为末，白汤服二钱。兼治胎前产后遗尿不禁。

【使用注意】桑螵蛸气味虽咸平，走肾利水道，然得秋时收敛之气，凡失精遗尿，火气太盛者，宜少少用之。

## 石决明

【性味】味咸平，无毒。

【功用主治】主目障翳痛，青盲。久服益精轻身。

【修治】凡用，以面裹煨熟，磨去粗皮，捣细如飞面，方堪入药。

【发明】石决明得水中之阴气以生，故其味咸，气应寒无毒，乃足厥阴经药也。足厥阴开窍于目，目得血而能视，血虚有热，则青盲赤痛障翳生焉。咸寒入血除热，所以能主诸目疾也。咸寒又能入肾补阴，故久服益精轻身也。研细水飞，主点外障翳。

【异名】一名千里光。

【配伍】得龙骨疗泄精。

得甘菊花、生地黄、木贼草、谷精草、羚羊角、人爪、蝉蜕、空青、密蒙花、决明子、夜明砂，治青盲障翳。

【附方】《明目集验方》羞明怕日：用千里光、甘菊花、甘草各二钱，水煎冷服。

《鸿飞集》痘后目翳：用石决明火煅研，谷精草各等份，为细末，以猪肝蘸食。

【使用注意】畏旋覆花。

## 人　胞

【功用主治】主血气羸瘦，妇人劳损，面黔皮黑，腹内诸病渐瘦瘁者，以五味和之，如馄饨①法与食之，勿令知。

---

① 馄饨（duìjiǎ，音对甲）：蒸饼类食物。

【异名】一名紫河车。

【发明】夫人有生之初，揽父精母血以成胚胎，外即有衣一层裹之，即胞也，至十月降生时随儿后出。其味甘咸，气温无毒。血气羸瘦，妇人劳损，面黔皮黑，腹内诸病渐瘦瘁者，皆荣血不足，精气亏损也。此药得精血之气而结，能从其类以补之，是以主诸证也。今世以之治男女一切虚损劳极，为益血补精气之用。

【配伍】同人参、黄芪、鹿茸、白胶、当归、补骨脂、五味子、巴戟天，治真阳虚极，畏寒足冷。

【附方】吴球大造丸：治虚劳骨蒸，女人无子，及多生女，月水不调，小产难产。服之必主有子。危疾将绝者，一二服可更活一二日，其补气血之功力可见也。久服耳目聪明，须发乌黑，延年益寿，有夺造化之功，故名大造丸。用紫河车一具，男用女胎，女用男胎，初生者米泔洗净，淡酒蒸熟，捣晒研末。败龟甲、童便浸三日，酥炙黄，二两，黄柏、杜仲各一两半，牛膝一两二钱，生地黄二两半，入砂仁六钱，白茯苓二两，绢袋盛入瓦罐酒煮七次，去茯苓、砂仁不用，杵地黄为膏听用。天门冬、麦门冬、人参各一两二钱，净，夏月加五味子七钱，俱忌铁器，为细末，地黄膏加酒、米糊丸小豆大。每服八九十丸，空心盐汤下。女人去龟甲，加当归二两。男子遗精，女人漏下，并加牡蛎粉一两，去人参。

【使用注意】人胞乃补阴阳两虚之药，以其形质亦得男妇坎离之气而成，如阴阳两虚者，服之有返本还元之功，诚为要药也。然而阴虚精涸，水不制火，发为咳嗽、吐血、骨蒸、盗汗等证，此属阳盛阴虚，法当壮水之主以制阳光，不宜服此并补之剂，以耗将竭之阴也。胃火齿痛，法亦忌之。


# 远 志

【性味】味苦温，无毒。

【功用主治】主咳逆，伤中，补不足，除邪气，利九窍，益智慧，耳目聪明，不忘强志，倍力，利丈夫，定心气，止惊悸，益精，去心下膈气，皮肤中热，面目黄。久服轻身不老，好颜色，延年。茎名小草，主益精，补阴气，止虚损梦泄。

【发明】远志感天之阳气，得地之芳烈而生，故无毒，亦阳草也。其菖薄之流乎？其味苦温，兼微辛，为手少阴经君药，兼入足太阴经。苦能泄热，温能壮气，辛能散郁，故主咳逆伤中，补不足。养性全神明，故除邪气。阳主发散，故利九窍，心气开通则智慧自益。经曰：心为君主之官，神明出焉。天君既定，五官自明，故耳目聪明，不忘强志。阳气盛则力增长，男子属阳，故利丈夫。

定心气，止惊悸者，心脏得补而实，故心气定而惊悸止也。心火不妄动则阳不妄举，精不摇矣，故益精。心下膈气，是心气郁而不舒也。皮肤中热，面目黄者，湿热在上部也。苦以泄之，温以畅之，辛以散之，则二证自去矣。久服轻身不老，好颜色，延年者，心主血，心气足则血色华于面。君主强明则十一官皆得职，故延年不老。阳气日积，故身轻也。人之心肾昼夜必交，心家气血旺盛，则肾亦因之而实。肾藏精与志，肾实故志强也。

茎名小草，性味略同，功用相近，故亦主益精补阴气，止虚损梦泄。

【配伍】同茯神、人参、地黄、酸枣仁、丹砂，为镇心定惊要药。

同人参、白芍药、酸枣仁、茯神、炙甘草、天竺黄、钩藤钩，治小儿心虚易惊。加白檀香，治一切惊及慢惊。

同茯神、天竺黄、钩藤钩、丹砂、金箔、真珠、琥珀、胆星、犀角，治小儿急惊。

同人参、柏子仁、酸枣仁、麦门冬、五味子、当归身、茯神、茯苓、益智仁、生地黄、甘草、沉香，治心气弱，心血少，馁怯易惊，梦寐多魇，神不守舍，怔忡健忘，失志阳痿。

同茯神、人参、白术、龙眼、酸枣仁、木香、炙甘草，能归脾益智。

入当归六黄汤，能止阴虚盗汗。

加甘草，治妇人血噤失音，小儿客忤。

【附方】《古今录验》及《范汪方》治胸痹心痛，逆气，膈中饮不下，小草丸：小草、桂心、蜀椒去目、干姜、细辛各三两，附子二分炮去皮脐，共为末，蜜丸如梧子大。先食米汁，下三丸，日三。不知稍增，以知为度。禁猪肉、冷水、生葱菜。

远志一味煎酒，治一切痈疽发背。病从七情忧郁恼怒而得者，服之皆愈。

陈言《三因方》：用远志酒，治一切痈疽发背，恶候浸大，有死血阴毒在中则不痛，敷之即痛。有忧怒等气积怒攻则痛不可忍，敷之即不痛。或蕴热在内，热逼人手不可近，敷之即清凉。或气虚冷，溃而不敛，敷之即敛。此本韩大夫宅用以救人方，极验。若七情内郁，不问虚实寒热，治之皆愈。用远志不拘多寡，米泔浸洗，槌去心，为末。每服三钱，温酒一盏调，澄少顷，饮其清，以滓敷患处。

【使用注意】心经有实火，为心家实热，应用黄连、生地黄者，禁与参、术等补阳气药同用。

## 卷　柏

【性味】味辛甘温平，微寒，无毒。

【功用主治】主五脏邪气，女子阴中寒热痛，癥瘕血闭绝子。止咳逆，治脱肛，散淋结，头中风眩，痿蹶，强阴益精。久服轻身，和颜色，令人好容颜。

【发明】卷柏禀石之气，兼感天之阳气以生，故味辛温。《别录》：益之以甘平，微寒，无毒，入足厥阴、少阴，血分药也，故主五脏邪气，女子阴中寒热痛，癥瘕血闭绝子。又主痿蹶，强阴益精。久服轻身，和颜色，当是理荣血之要药，行而能补者也。《别录》又谓：止咳逆，治脱肛，散淋结，头中风眩，其亦辛能散结，辛能润燥，甘能缓中，甘能益血之谓欤。

# 杜　仲

**【性味】**味辛甘平，无毒。

**【功用主治】**主腰脊痛，补中益精气，坚筋骨，强志，除阴下痒湿，小便余沥，脚中酸痛不欲践地，久服轻身耐老。

**【发明】**杜仲禀阳气之微，得金气之厚，故其味辛，气平无毒。《别录》加甘温，甄权言苦暖，应是辛甘胜而苦次之，温暖多而平为劣也。气薄味厚，阳中阴也。入足少阴，兼入足厥阴经。按：《本经》所主腰脊痛，益精气，坚筋骨，脚中酸痛不欲践地者，盖腰为肾之府，经曰：动摇不能，肾将惫矣。又肾藏精而主骨，肝藏血而主筋，二经虚则腰脊痛而精气乏，筋骨软而脚不能践地也。《五脏苦欲补泻》云：肾苦燥，急食辛以润之，肝苦急，急食甘以缓之。杜仲辛甘具足，正能解肝肾之所苦，而补其不足者也。强志者，肾藏志，益肾故也。除阴下痒湿，小便余沥者，祛肾家之湿热也。益肾补肝则精血自足，故久服能轻身耐老。其主补中者，肝肾在下，脏中之阴也，阴足则中亦补矣。

**【配伍】**同牛膝、枸杞子、续断、白胶、地黄、五味子、菟丝子、黄柏、山药，治肾虚腰痛，及下部软弱无力。

**【附方】**崔元亮《海上方》治肾虚腰痛：用杜仲去皮酥炙黄，一斤分作十剂，每夜取一剂，以水一升浸至五更，煎三分减一，取汁去滓，以羊肾三四枚切片放下，再煎三五沸，如作羹法，和以椒盐，空腹顿服。

《得效方》治风冷伤肾，腰背虚痛：杜仲一斤切炒，酒二升，渍十日，日服三合。

《肘后方》治病后虚汗，及目中流泪：杜仲、牡蛎等份为末，卧时水服五匕，不止更服。

《简便方》治频惯堕胎，或三四月即堕者：于两月前，以杜仲八两，糯米煎汤浸透炒，去丝，续断二两，酒浸焙干为末，以山药五六两为末作糊，丸梧子大。每服五十丸，空心米饮下。

《和剂局方》青娥丸，治肾虚气弱，风冷乘之。或血气相抟，腰痛如折，俯仰不利，或因劳役伤肾，或湿痹伤腰，或堕跌损伤，或风寒客抟，或气滞不散，皆令腰痛，或腰间如物重坠：用补骨脂酒浸炒一斤，杜仲去皮切片，姜汁炒，一斤，胡桃肉去皮二十个，为末，以蒜捣膏一两，和丸梧子大，每空心温酒服二十丸，妇人淡醋汤下。常服壮筋骨，活血脉，乌髭须，益颜色。

**【使用注意】**肾虚火炽者不宜用，即用，当与黄柏、知母同入。

# 女贞实

**【性味】**味苦甘平，无毒。

**【功用主治】**主补中，安五脏，养精神，除百疾。久服肥健，轻身不老。

**【发明】**女贞实禀天地至阴之气，故其木凌冬不凋。《神农》味苦气平，《别录》加甘无毒。观今人用以为变白多效者，应是甘寒凉血益血之药。气薄味厚，阴中之阴，降也，入足少阴经。夫足少阴为藏精之脏，人身之根本，虚则五脏虽无病而亦不安，百疾丛生矣。

经曰：精不足者，补之以味。盖肾本寒，因虚则热而软，此药气味俱阴，正入肾除热补精之要品。肾得补则五脏自安，精神自足，百疾去而身肥健矣。其主补中者，以其味甘，甘为土化，故能补中也。所主如上功能，则轻身不老盖有自矣。此药有变白明目之功，累试辄验，而经文不载，为阙略也。叶长子黑色者为女贞，叶微圆子红色者为冬青。亦能治风虚，补益肌肤。

**【配伍】**同地黄、何首乌、人参、麦门冬、旱莲草、南烛子、牛膝、枸杞子、山药、没食子、桑椹子、黄柏、椒红、莲须，为变白要药。

同甘菊花、生地黄、蒺藜、枸杞子，能明目。

**【附方】**《简便方》治虚损百病，久服须白再黑，返老还童：用女贞实十月上巳日收，阴干，用时以酒浸一日，蒸透晒干一斤四两，旱莲草五月收，阴干，十两为末，桑椹子四月收，阴干，十两为末，炼蜜丸如梧子大，每服七八十丸，淡盐汤下。若四月收桑椹，捣汁和药，七月收旱莲捣汁和药，即减蜜之半矣。

《济急仙方》治风热赤眼：冬青子不拘多少，捣汁重汤熬膏，净瓶收固，每用点眼。

《普济方》治一切眼疾：冬青叶研烂，入朴硝贴之。海上方也。

【使用注意】气味俱阴，变白家当杂保脾胃药，及椒红温暖之类同施，不则恐有腹痛作泄之患。

# 南烛（枝叶、子）

【性味】味苦平，无毒。

【功用主治】止泄除睡，强筋益气。久服轻身长年，令人不饥，变白去老。

【修治】取茎叶捣碎渍汁，浸粳米，九浸九蒸九曝，米粒紧小，正黑如璧珠。袋盛之，可适远方。日进一合，不饥，益颜色，坚筋骨能行。取汁炊饭，名乌饭。亦名乌草，亦名牛筋，言食之健如牛筋也。

【发明】南烛禀春生之气以生，《本经》言其味苦气平，性无毒。然尝其味，亦多带微涩。其气平者，平即凉也。入心、脾、肾三经之药。《十剂》云涩可去脱，非其味带涩则不能止泄，非其气本凉则不能变白。发者，血之余也。颜色者，血之华也。血热则鬓发早白而颜枯槁，脾弱则困倦嗜卧而气力不长，肾虚则筋骨软弱而行步不前。入心凉血，入脾益气，入肾添精，其云轻身长年，令人不饥者，非虚语矣。凡变白之药多是气味苦寒，有妨脾胃，惟南烛气味和平，兼能益脾，为修真家所须。

子：味甘酸，其功效尤胜枝叶。真变白驻颜、轻身却老之良药也。牧童食之辄止饥渴，亦一验矣。

【配伍】同旱莲草、没食子、地黄、桑椹、枸杞、山茱萸、何首乌、白蒺藜，为乌须发之圣药。

【附方】孙思邈《千金》月令方南烛煎：益髭发及容颜，兼补暖。三月三日采叶并蕊子入大净瓶中，以童子小便浸满瓶，固济其口，置闲处，经一周年取开。每用一匙，温酒调服，极有效验。

# 无食子

**【性味】**味苦温，无毒。

**【功用主治】**主赤白痢、肠滑，生肌肉。

**【发明】**无食子禀春生之气，兼得西北金水之性，故味苦气温无毒。金主敛肃，大肠属金，以类相从，故主赤白痢、肠滑。春为发生之令，温能和脾胃，养腠理，故主生肌肉。水为润下，色黑而象肾，故李珣以之益血生精，和气安神，乌髭发，治阴痿诸证也。得温暖之气，复兼收敛之性，故为固涩精气之要药。

**【修治】**雷公云：凡使勿犯铜铁，并被火惊者，用颗小无铧米者妙，用浆水于砂盆中研令尽，焙干再研，如乌犀色入药。

**【配伍】**同莲须、女贞子、枸杞子、地黄、南烛子、何首乌、黄精、旱莲草、术、人参，为乌须发之胜药。

同覆盆子、牡蛎、枸杞子、五味子、车前子、地黄、莲须、龙骨、鹿茸、沙苑蒺藜、鱼膘胶、砂仁、黄柏，能补益精气，治一切梦遗泄精。

**【附方】**仲景方治阴汗：用无食子烧灰，先以汤浴了，布裹灰扑之，甚良。

《宫气方》小儿久痢：没食子二个，熬黄研末，作馄饨食之。

《圣济总录》牙齿疼痛：绵裹无食子末一钱，咬之，涎出吐去。

《圣惠方》大小口疮：没食子炮三分，甘草一分，研末掺之。月内小儿，生者少许，置乳上吮之，入口即啼，不过三次。

《奇效方》足趾肉刺：无食子三枚，肥皂荚一挺，烧存性，为末，醋和敷之，立效。

**【使用注意】**赤白痢由于湿热郁于肠胃，兼积滞多者不宜用。

## 莲蕊须

【**性味**】味甘涩，气温。

【**功用主治**】足少阴经药，亦能通手少阴经。能清心入肾，固精气，乌须发，止吐血，疗滑泄。

【**异名**】一名佛座须。

【**发明**】《本经》不收，而古方固真补益方中往往用之。

【**配伍**】同黄柏、砂仁、沙苑蒺藜、鱼胶、五味子、覆盆子、生甘草、牡蛎，作丸，治梦遗精滑最良。

第二章

# 养阴诸方

## 一、外感用方

### 竹叶石膏汤

【主治】正阳阳明胃家实。其证不大便，自汗潮热，口渴咽干，鼻干，呕或干呕，目眴眴不得眠，畏人声，畏木声，畏火，不恶寒，反恶热，或先恶寒，不久旋发热，甚则谵语狂乱，循衣摸床，脉洪大而长。

【功用】急解阳明之表。

【组成】硬石膏、知母、甘草、麦门冬、竹叶。

【加减】阳明病，心下硬满者，此邪未入于腹中，慎勿下之。用竹叶石膏汤，加瓜蒌一个，捣碎，桔梗二钱，黄连一钱。（《先醒斋医学广笔记·寒》）

### 葛根汤

【主治】正阳阳明胃家实。其证不大便，不呕无汗，潮热口渴，咽干鼻干，目眴眴不得眠，畏人声，畏木声，畏火，不恶寒，反恶热，或先恶寒，不久旋发热，甚则谵语狂乱，循衣摸床，脉洪大而长。

【组成】① 葛根四两　麻黄三两，去节　桂枝二两，去皮　芍药二两，切　甘草二两，炙　生姜三两，切　大枣十二枚，擘（《先醒斋医学广笔记·寒》）

---

① 葛根汤组成原无，据《伤寒论》补。

## 竹茹汤

【主治】食谷欲呕，属阳明，胸中烦热。

【组成】竹茹三钱　麦冬五钱　枇杷叶拭去毛，三大片　芦根三两
（《先醒斋医学广笔记·寒》）

## 猪苓汤

【主治】阳明病，脉浮，发热，口渴，小便不利。

【组成】① 猪苓去皮，一两　茯苓一两　泽泻一两　阿胶一两　滑
石碎，一两（《先醒斋医学广笔记·寒》）

## 麻子仁丸

【主治】阳明病，趺阳脉浮而涩，小便数，大便硬，其脾为约。

【组成】麻仁十三两　芍药四两　枳实四两　大黄八两　厚朴三两
杏仁六两

【用法】蜜丸如梧子大。每用十丸，日三服。（《先醒斋医学广
笔记·寒》）

## 麦门冬汤

【主治】瘟疫恢复期，久病津液未回，大便不通。

【病机】此肠胃燥，非有邪也。

【组成】② 麦门冬七升　半夏一升　人参三两　甘草二两　粳米三
合　大枣十二枚（《先醒斋医学广笔记·寒》）

---

① 猪苓汤组成原无，据《伤寒论》补。
② 麦门冬汤组成原无，据《金匮要略》补。

## 十味香薷饮①

【主治】伤暑咳嗽,身痛口渴,外反恶寒。

【组成】香薷、厚朴、白扁豆、陈皮、白茯苓、苍术、黄柏、升麻、葛根、桑白皮、地骨皮、甘草。(《先醒斋医学广笔记·泄泻》)

## 清暑益气汤②

【主治】内虚伤暑。

【组成】黄芪汗少减五分  苍术泔浸,去皮  升麻以上各一钱  人参去芦  泽泻  神曲炒黄  橘皮  白术以上各五分  麦门冬去心  当归身  炙甘草以上各三分  青皮去白,二分半  黄柏酒洗,去皮,二分或三分  葛根二分  五味子九枚

【用法】上件同㕮咀,都作一服,水二大盏,煎至一盏,去渣,大温服,食远。剂之多少,临病斟酌。

【使用注意】此病皆由饮食劳倦损其脾胃,乘天暑而病作也。但药中犯泽泻、猪苓、茯苓、灯心、通草、木通,淡渗利小便之类,皆从时令之旺气,以泻脾胃之客邪,而补金水之不及也。此正方已是从权而立之,若于无时病湿热脾旺之证,或小便已数,肾肝不受邪者误用之,必大泻真阴,竟绝肾水,先损其两目也。(《先醒斋医学广笔记·泄泻》)

## 生脉散

【主治】伤暑。

【组成】③ 麦门冬  人参  五味子(《先醒斋医学广笔记·三阳治法总要》)

---

① 本方主治、组成原无,据《症因脉治》补。
② 本方主治、组成、用法、使用注意原无,据《脾胃论》补。
③ 生脉散组成原无,据《医学启源》补。

## 治伤风后耳聋方

【组成】甘菊花二钱　石菖蒲忌铁，一钱　柴胡六分　栝楼根二钱　贝母去心，二钱　前胡一钱　甘草六分　北细辛四分　苏梗一钱　桑白皮忌铁，二钱

【用法】加竹沥一杯，不拘时服。（《先醒斋医学广笔记·寒》）

## 治疟方

【主治】发热口渴。

【组成】麦门冬五钱　蜜炙知母二钱五分　研细硬石膏五钱　竹叶三十片　粳米一撮

【用法】煎八分，不拘时服。（《先醒斋医学广笔记·疟》）

## 治疟热多方

【主治】热多作吐，头痛口渴，无汗或汗少。

【组成】白茯苓三钱　橘红二钱　山楂肉二钱　竹茹二钱　蜜炙知母二钱　麦门冬四钱　研细硬石膏五钱（《先醒斋医学广笔记·疟》）

## 治疟寒多方

【主治】寒多热少，无汗。

【组成】干姜一钱，生用　柴胡一钱五分　当归　广皮　吴茱萸　土炒白术各三钱

【加减】如呕吐而寒甚者，此方去柴胡、当归，加人参二钱，姜汁炒半夏一钱。如泻，第二方去当归，加茯苓二钱。如有食，脾胃不健，第二方去当归，加白豆蔻末七分。如寒热相半及先寒后热者，加黄芩一钱。如汗多，加酒炒白芍药三钱，蜜炙黄芪三钱，去柴胡。如伤食，必恶食，加山楂五钱，白豆蔻末七分，炒神曲二

钱，姜汁炒厚朴一钱。如渴甚者，不可用半夏，当用第一方（指前治疟热多方）加天花粉二钱，倍用麦门冬、知母，须三四剂方可换健脾胃药，或兼用健脾胃药，如白茯苓、白术、广陈皮、白芍药、人参、白豆蔻、山楂等剂是也。如寒甚，只加人参五钱、生姜五片。如寒热俱甚，久不止者，前方中去白术、干姜，加鳖甲，醋炙，研极细，二钱，地骨皮二钱，麦门冬五钱，牛膝五钱。（《先醒斋医学广笔记·疟》）

## 治太阳经疟方

【主治】太阳经疟，头痛，遍身骨痛，项脊觉强。

【组成】羌活二钱，此系太阳主药　前胡一钱五分　猪苓一钱　炒泽泻一钱　陈皮二钱

【加减】恶寒加姜皮，甚则加桂枝，渴则加干葛。渴甚汗多，加麦门冬、知母、竹叶、白术。久病用黄芪，虚甚加人参。（《先醒斋医学广笔记·疟》）

## 治阳明经疟方

【主治】阳明经疟，热甚，渴甚，烦躁，恶人声，恶心，不眠。

【组成】硬石膏研细　麦门冬各五钱加至一两五钱　知母去皮，蜜炙，三钱加至一两　竹叶四十片加至一百片　粳米一撮

【用法】水三大碗，煎一碗，不拘时服。

【加减】如疟初发，汗未大透，本方加干葛三钱。痰多，本方加栝楼根三钱，橘红三钱，竹沥一杯。如呕，本方去竹叶，换竹茹三钱，橘红三钱。汗多，本方去干葛，加人参三钱，元气虚倍之，白术三钱。如兼恶寒甚，指爪色黯，本方加桂枝一钱五分。头痛，骨痛，又兼前症，此太阳阳明也，本方加羌活二钱。如在秋末冬初，又兼恶寒，加桂枝一钱。每日下午，别服开胃健脾、消食消痰、兼除寒热疟邪药一剂（编者按：指下除寒热疟方）。（《先醒斋医学广笔记·疟》）

## 除寒热疟方

【功用主治】开胃健脾，消食消痰，兼除寒热疟邪。

【组成】麦门冬五钱　鳖甲三钱加至一两　广橘红　人参各三钱加至五钱，素有肺火者勿用　白豆蔻仁四分加至七分　白茯苓三钱　乌梅肉一枚　白术二钱加至四钱，胃热及肺火咳嗽勿用　酒洗牛膝二钱加至八钱

【用法】水三盏，煎一盏。研入白豆蔻末，乘热服。

【加减】如热甚而呕，加木瓜三钱，枇杷叶三大片，竹茹二钱。如虚寒胃弱，有痰有湿，因而呕者，加半夏，矾汤泡，一钱，加至三钱，姜汁十匙，加至半杯，渴而便燥者勿用。(《先醒斋医学广笔记·疟》)

## 治少阳经疟方

【主治】少阳经疟，往来寒热相等，口苦而呕，或兼耳聋，胸胁痛。

【组成】小柴胡汤柴胡、黄芩、半夏、甘草、人参　鳖甲三钱至七钱　牛膝　橘红各三钱至五钱

【加减】如恶食，本方加炒枳实一钱，白豆蔻五分。如有肺火，本方去人参、半夏，加麦门冬五钱，牛膝、鳖甲、橘红如故。如爪黡、便燥及痰盛，方中去半夏，加当归三钱，竹沥一大杯。恶寒甚，本方加桂枝一钱至二钱，生姜皮一钱至五钱。如兼阳明，渴欲引饮，此少阳阳明也，本方去半夏，加石膏八钱，麦门冬五钱，竹叶三十片。每日下午别服开胃健脾、消食消痰、兼除寒热疟邪等药如前方(编者按：指前除寒热疟方，下方同)。(《先醒斋医学广笔记·疟》)

## 治太阴经疟方

【主治】太阴脾疟，寒从中起，寒甚而后热，呕甚，呕已乃衰。

【组成】桂枝二钱　人参三钱　酒炒白芍药三钱　姜皮三钱

【用法】水二盅，煎一盅，空心饥时各一服，再煎五六分。下午别服开胃健脾、消食消痰、兼除寒热疟邪药如前方。(《先醒斋医学广笔记·疟》)

## 治少阴经疟方

【主治】少阴经疟，恶寒，心烦而渴，小便艰涩，无汗，躁欲去衣，或手足冷，或欲饮水，或咽痛。

【组成】鳖甲　牛膝各三钱至七钱　知母二钱至五钱　桂枝一钱至二钱　细辛五分　橘红三钱　白茯苓三钱　猪苓一钱　泽泻一钱　人参三钱，有肺火勿用　姜皮一钱至三钱

【用法】水二盅，煎八分，空腹饥时各一服。如寒甚，倍人参、姜皮。如热甚，倍鳖甲、牛膝，加乌梅肉。有痰，加竹沥。下午别服开胃健脾、消食消痰、除寒热药，大略如前方。(《先醒斋医学广笔记·疟》)

## 治厥阴经疟方

【主治】厥阴经疟，色苍苍然，善太息不乐。

【组成】桂枝一钱至三钱　柴胡一钱至三钱　鳖甲二钱至四钱　当归三钱至五钱　橘红二钱至三钱　牛膝二钱至五钱　何首乌五钱

【用法】水三碗，煎一碗，空心饥时服。便燥及昏晕欲死，本方加麦门冬、竹沥。下午别服开胃健脾、消食消痰、除热药如前方。如有肺火及内热，去桂枝，加知母三钱。(《先醒斋医学广笔记·疟》)

## 治间日疟方

【主治】阳分间日疟，寒热俱甚，烦躁，舌苔。

【组成】硬石膏三两　知母五钱　麦门冬一两五钱　竹叶一百片　栝楼根六钱　贝母五钱　广陈皮三钱　人参发日加，五钱，有肺热者勿用

姜皮一钱

【用法】隔夜煎成，露一宿，五更服。（《先醒斋医学广笔记·疟》）

## 治间日疟又方

【主治】隔一日一发，先热后寒，热少寒多，午时发，头疼，筋骨痛，唇燥，口干，恶心，无汗，后半夜凉，天明头痛止。

【组成】羌活二钱，头不痛即去之　干葛二钱五分　陈皮三钱　麦门冬五钱　知母二钱　生姜皮二钱　炙甘草五分　何首乌五钱

【中风】水二盅，煎八分，露一宿，天明温服。（《先醒斋医学广笔记·疟》）

## 治胎前疟方

【主治】胎前疟，热多口渴。

【组成】酒炒黄芩二钱　柴胡一钱　硬石膏五钱至一两　去心麦门冬五钱至一两　知母去皮，蜜炙，忌铁，二钱至四五钱　广橘红二钱至三钱　白茯苓三钱　竹叶五十片至一百片

【用法】河水两碗，煎八分，饥时服，发日五更温服，滓再煎六分并进。

【加减】胃虚，加人参二钱至三五钱。如热甚寒亦甚，本方加生姜皮二钱至四钱，白术三钱。（《先醒斋医学广笔记·疟》）

## 治胎前疟又方

【主治】胎前疟，寒甚，不渴少汗。

【组成】人参　生姜皮各五钱至一两　去白广橘红二钱至四钱

【用法】河水二碗，煎八分，五更温服，再煎五六分并进。

【加减】寒甚者，阳气虚而下陷也，益阳气则寒自止，邪自散矣，故应多服人参。如汗多，并加黄芪五六钱。（《先醒斋医学广笔记·疟》）

## 治产后疟方

【组成】当归三钱至五钱　柴胡一钱　鳖甲四钱至七钱　牛膝一两
白茯苓三钱　广橘红三钱　生姜皮一钱至二钱　炒黑干姜四分至六七分

【用法】水二盅，煎八分，露一宿，五更温服。

【加减】如渴，加麦门冬六钱，竹叶五十片，青蒿三五钱，去生姜皮、干姜。如渴甚，更加知母三钱，栝楼根三钱。痰多，并加贝母四钱。如脾胃弱，加人参三钱至一两，元气虚亦如之。有肺热者，去人参，加白芍药四钱。如汗多，加黄芪二钱至五钱。寒甚，加桂枝七分至一钱二分，炒黑干姜七分。如恶露未尽亦加之，并加益母草五钱，炒黑豆一两，苏木五钱，打碎，别以锦裹入药煎。热多，加青蒿三四钱。(《先醒斋医学广笔记·疟》)

## 治三日疟方一

【主治】三日疟，寒多。

【组成】当归酒洗，二钱五分　桂枝一钱五分　干姜二钱　广陈皮五钱　何首乌洗净切片，五钱　人参三钱至一两(《先醒斋医学广笔记·疟》)

## 治三日疟方二

【主治】三日疟，寒热俱甚，或早晏不齐，作止不一。

【组成】鳖甲　牛膝　何首乌　广橘红　麦门冬各五钱　知母三钱　桂枝一钱五分　姜皮三钱，无汗倍之　乌梅一枚　干葛三钱，汗多或呕去之，无汗倍之

【用法】水三盅，煎一盅，露一宿，发日五更温服，渣再煎七分，余日空心饥时服。

【加减】如渴，加石膏一两，竹叶五十片，渴止去之。气虚，加人参五钱。如汗多，加黄芪三钱，兼便燥，加归身五钱。不思食

及食难化，加人参五钱，白豆蔻仁七分，厚朴一钱五分。如泄，去石膏、知母、竹叶，倍白术，加茯苓三钱，车前子二钱，肉豆蔻一钱，泽泻一钱。痰多，加竹沥一大杯。(《先醒斋医学广笔记·疟》)

## 治三日疟方三

【主治】三日疟，热多，渴甚。

【组成】鳖甲　牛膝　何首乌　麦门冬各五钱加至两二钱　知母四钱加至七钱　橘红五钱　石膏八钱加至三两　竹叶三十片至百片

【用法】水三大碗，煎一碗，露一宿，发日五更温服。

【加减】如恶食，加醋炒青皮一钱五分，白豆蔻仁七分。无汗或有汗而少，加干葛四钱。汗多，本方加人参、白术。气虚，倍加人参。如呕，本方加竹茹、乌梅。便燥，加当归。得汗渴止，去石膏、干葛。下午别服开胃健脾、消食消痰药，如前法。(《先醒斋医学广笔记·疟》)

## 治三日疟方四

【主治】三日疟，寒多热少，汗少或无汗。

【组成】人参　白术各五钱至一两　橘红四钱至六钱　桂枝二钱至三钱　姜皮五钱至一两　白豆蔻仁七分

【用法】水三碗，煎一碗，露一宿，发日五更温服，渣再煎七分，连进不拘时，空心饥时服。(《先醒斋医学广笔记·疟》)

## 治三日疟方五

【主治】三日疟阴分。

【组成】何首乌二两　牛膝一两　当归五钱，便燥用，胃弱勿用　鳖甲醋炙，一两　广橘红三钱

【用法】水三盅，煎一盅，空心服，立愈。虚极者，加人参一两。(《先醒斋医学广笔记·疟》)

## 治三日疟方六

【组成】人参一两　生姜皮五钱

【用法】水二盅，煎八分，空心服。(《先醒斋医学广笔记·疟》)

## 治疟痢方

【主治】疟邪未尽而痢作。

鳖甲三钱　广陈皮去白，三钱　白茯苓三钱　柴胡一钱　白芍药三钱　干葛一钱

【加减】如恶寒，寒热交作，加柴胡二钱，生姜皮一钱。如渴，去姜皮，加寒水石七钱，滑石四钱。如无汗，加干葛二钱至三四钱。可服参者，加参三钱。(《先醒斋医学广笔记·疟》)

## 治疟痢次服方

【主治】滞下。

【组成】干葛二钱五分　升麻醋炒，七分　莲肉去心，四十粒，炒　炙甘草一钱　乌梅肉二枚　广橘红三钱　白扁豆炒，二钱　鳖甲二钱　白茯苓二钱　白芍药酒炒，三钱　黄芩酒炒，一钱五分　川黄连土炒，二钱加至三钱

【用法】河水二盅半，煎八分，调水飞过滑石末四钱，兼吞滞下丸。二三服，送以葛根汤，或莲子汤亦佳。

【加减】如腹痛，以炒砂仁三四钱浓汤，吞滞下丸。(《先醒斋医学广笔记·疟》)

## 治久疟方

【主治】久疟不已，似劳证。

【组成】当归酒洗，五钱，便燥者用　牛膝酒浸，五钱　鳖甲三钱

何首乌<sub>自采鲜者，五钱</sub> 广橘红<sub>三钱</sub> 生姜皮<sub>二钱五分</sub> 柴胡<sub>一钱五分，</sub>
<sub>已上二味，热多无汗者用，有汗则去之</sub> 贝母<sub>三钱</sub>

**【用法】**水三盅，煎一盅，加竹沥一大杯。发日五更时服。隔夜先煎，露一宿，临服时再重汤炖温。盖疟者，暑气为病也。暑得露即解，世鲜知者。(《先醒斋医学广笔记·疟》)

## 治疟母丸方

**【组成】**鳖甲<sub>醋炙，四两</sub> 䗪虫<sub>煅存性，研极细，一两半</sub> 广橘红<sub>一</sub>
<sub>两五钱</sub> 射干<sub>晒干，一两</sub> 青皮<sub>醋炒，八钱</sub> 人参<sub>八钱</sub> 肉桂<sub>去皮，六钱</sub>
干漆<sub>煅烟起存性，研如飞尘，五钱</sub>

**【用法】**为极细末，醋煮稀糯糊，和丸如梧子大。每四钱，空心淡姜汤下。(《先醒斋医学广笔记·疟》)

## 防疟方

**【功用】**夏秋不辍，必无疟矣。

**【组成】**何首乌<sub>十二两</sub> 真茅山苍术<sub>十两</sub> 半夏<sub>六两</sub> 橘红<sub>八两</sub>
人参<sub>四两</sub> 白茯苓<sub>八两</sub> 藿香叶<sub>三两</sub> 白豆蔻仁<sub>一两五钱</sub>

**【用法】**为细末，米粉糊加姜汁丸，如绿豆大。每五钱，下午及临卧白汤吞。(《先醒斋医学广笔记·疟》)

## 二、 内科用方

## 中风口角歪斜方

**【组成】**胡麻仁<sub>三斤，即黑芝麻</sub> 桑叶<sub>酒拌蒸晒，三斤</sub> 何首乌<sub>三</sub>
<sub>斤，九蒸九晒，人乳拌至一倍、两倍</sub> 苍术<sub>二斤，米泔浸，洗净，刮去皮，拌</sub>
<sub>黑豆蒸，又拌蜜酒蒸，又拌人乳蒸，凡三次，蒸时须烘晒极干，气方透</sub> 牛膝<sub>如法，二斤</sub> 甘菊花<sub>二斤</sub> 怀生地<sub>三斤</sub> 天门冬<sub>去心，酒蒸，二斤</sub> 柏子仁<sub>二斤</sub> 黄柏<sub>一斤</sub> 枸杞子<sub>二斤</sub> (《先醒斋医学广笔记·中风》)

## 中风口角歪斜又方

【组成】人参去芦，人乳浸，饭上蒸，切片烘干，十两　五味子去枯者，打碎，蜜蒸烘干，十两　山茱萸肉八两　沙苑蒺藜一半炒为末，一半打糊和药，十二两　川巴戟天如法去骨，以甘菊花、枸杞子同酒浸，蒸晒干，八两　莲须金黄色者良，六两　枸杞子去枯者及蒂，人乳润过，烘干，十二两　川牛膝去芦，酒蒸，十两　天门冬六两　莲肉去心，每粒分作五六块，瓦器内炒焦黄，忌铁，十二两　白茯苓如法人乳拌晒，八两　黄柏蜜炙，四两　砂仁炒，二两　怀生地十二两　鹿角霜酥拌炒，研如飞面，十二两　鹿茸六两，火燎去毛，切片，酥炙　菟丝子末八两　加甘菊花六两

【用法】炼蜜，同蒺藜糊和丸如梧子大。每六钱，空心饥时各一服，淡盐汤吞。（《先醒斋医学广笔记·中风》）

## 治右半身不遂方

【病机】右属气虚。

【组成】白蒺藜炒去刺　甘菊花　何首乌如法　黄芪蜜炙　天门冬去心　麦门冬去心　人参去芦　漆叶酒拌，九蒸九晒，各一斤　白茯苓水澄　白芍药酒炒　牛膝去芦，酒蒸，各十二两　川续断十两　橘红八两

【用法】炼蜜丸，梧子大，空心白汤下。

【使用注意】忌食白莱菔、牛肉、牛乳。

【加减】若在左者属血虚，宜加当归身、熟地黄、鹿角胶、柏子仁各斤许，酥炙杜仲八两。如火盛多痰，肺经有热者，去人参，加青蒿子、鳖甲各十二两。如左右臂俱转掉不便者，亦用此方。（《先醒斋医学广笔记·中风》）

## 治半身不遂方

【主治】气虚痰多，脾胃有湿，晚年半身不遂，神效。

【组成】人参一斤　半夏曲二斤，姜汁、竹沥制　白术半斤　牛膝一斤　天门冬一斤　怀生地一斤

【用法】用长流水煎成膏，再入鹿角胶一斤，虎骨胶一斤，霞天胶一斤，河间府梨膏一斤，炼蜜二斤。各制膏和匀，重汤煮一日夜，出火气。每空心临卧取半酒杯，以竹沥、梨汁各二杯，人乳、桑沥各一杯，和匀，重汤炖热，调服。(《先醒斋医学广笔记·中风》)

## 护心夺命丹

【主治】虚弱人患痢，及痢久脾胃虚。

【组成】肉豆蔻一两五钱　白芍药酒炒，六两　炙甘草一两　广橘红三两　白扁豆炒，三两　滑石六两　赤曲炒研，四两　莲肉去心，炒焦黄，五两　绿色升麻醋炒，二两五钱　川黄连切片，拌好酒，同吴茱萸浸二宿，瓦上炒干，分开连、萸各贮　净黄连三两　白痢加茱萸一两

【用法】细末，炼蜜丸如绿豆大。每服三钱，白汤吞。如噤口痢并虚弱人，即以前方中去豆蔻，另以人参三钱煎浓汤吞。(《先醒斋医学广笔记·痢》)

## 加味滞下丸

【组成】川黄连白痢如前法（即护心夺命丹），赤痢用湿槐花炒，去槐花，八两　白芍药酒浸，切片炒，五两　乌梅肉二两　滑石水飞如法，六两　炙甘草二两　升麻绿色者，醋炒，三两　莲肉去心，炒如法，六两　白扁豆炒去壳，三两　红曲簸净炒，五两　干葛二两

【用法】为细末，蜜丸。每五钱，白汤吞，饥时服。证重者，日三服。(《先醒斋医学广笔记·痢》)

## 滞下丸

【组成】川黄连如法制，一斤　滑石末八两　槟榔四两　炙甘草三两　木香为末，和水隔汤焊，二两五钱　枳壳炒，五两　白芍药酒炒，五两

【用法】细末，荷叶汤稍加姜汁，糊成丸如绿豆大，每服三四钱，乌梅汤吞。

【加减】若加吴茱萸、白扁豆、陈皮各三两，治白痢。作四样，一无木香，一无槟榔、枳壳，一加当归，一加吴茱萸、白扁豆、橘红，去槟榔、枳壳。燥热、烦渴、恶心者勿用木香，元气虚弱者勿用槟榔、枳壳，积滞多而后重者用槟榔、枳壳，里急色赤者用当归，惟恶心、呕吐及不思食者勿用。久痢加肉豆蔻。（《先醒斋医学广笔记·痢》）

## 治血痢汤方

【主治】血痢痛甚。

【组成】白芍药酒炒，五钱　枳壳槐花同炒，去槐花，五钱　升麻醋炒，七分　真川黄连姜汁炒，五钱　滑石末三钱　乳香　没药各七分五厘　山楂肉三钱　甘草五分（《先醒斋医学广笔记·痢》）

## 治久痢方

【主治】久痢，红中兼有青色白痰，间发热。

【组成】真川黄连槐花炒，一钱五分　白芍药酒炒，二钱　广陈皮三钱　人参一钱　莲肉炒，十二枚　肉豆蔻八分　炙甘草五分　山楂肉二钱　绿升麻醋炒，五分　砂仁炒，一钱　滑石末二钱五分，调服（《先醒斋医学广笔记·痢》）

## 大黄丸

【主治】噤口痢，吐不纳药。

【组成】川大黄切片，蜜蒸，一斤　白芍药酒浸，切片炒，六两　甘草炙，三两　槟榔四两　木香切片，不见火，为末，一两　枳壳炒，四两

【用法】细末，炼蜜同水煎，木香和捣为丸，如绿豆大。白莱菔汤吞三钱，重者五钱，以行两三次，腹中爽快为度，胃气虚极之

人勿轻用之。积滞重而元气虚者以人参汤吞，孕妇以人参、缩砂汤吞，行后另用人参丸补之。

【使用注意】痢初起壮实者可用，胃弱者禁施。(《先醒斋医学广笔记·痢》)

## 治毒痢及发疹时疹毒下利方

【组成】鲜金银藤即忍冬藤，数两，煎浓汁三大碗　入地榆五钱　川黄连槐花湿拌炒，四钱　黄柏二钱　黄芩二钱　白芍药酒炒，三钱　炙甘草二钱　升麻绿色者，醋炒，六分

【用法】同煎至一碗，调水飞过滑石末五钱，不拘时服。

## 脾肾双补丸

【主治】肾泄。

【组成】人参去芦，一斤　莲肉去心，每粒分作八小块，炒黄，一斤　菟丝子如法另末，一斤半　五味子蜜蒸烘干，一斤半　山茱萸肉拣鲜红肉厚者，去核，烘干，一斤　真怀山药炒黄，一斤　车前子米泔淘净，炒，十二两　肉豆蔻十两　橘红六两　砂仁六两炒，最后入　巴戟天十二两，甘草汁煮，去骨　补骨脂圆而黑色者佳，盐水拌炒，研末，一斤

【用法】为细末，炼蜜和丸如绿豆大。每五钱，空心饥时各一服。

【加减】如虚而有火者，火盛肺热者，去人参、肉豆蔻、巴戟天、补骨脂。

【使用注意】忌羊肉、羊血。(《先醒斋医学广笔记·泄泻》)

## 四神丸①

【功用】温肾暖脾，涩肠止泻，大补下焦元阳。通癸水，保戊

---

① 本方主治、组成原无，据《内科摘要》补。

土，散虚寒，固真阴。

【主治】命门火衰，脾肾虚寒，纳差便溏，五更泄泻或产后泄泻，肚腹作痛。

【组成】肉豆蔻、补骨脂、五味子、吴茱萸。

【加减】肾泄者，《难经》所谓大瘕泄也，好色而加之饮食不节者多能致此。其泄多于五更或天明，上午溏而弗甚，累年弗瘳，服补脾胃药多不应，此其候也。夫脾胃受纳水谷，必借肾间真阳之气熏蒸鼓动，然后能腐熟而消化之。肾脏一虚，阳火不应。此火乃先天之真气，丹溪所谓人非此火不能有生者也。治宜益火之原，当以四神丸加人参、沉香，甚者加熟附、茴香、川椒。（《先醒斋医学广笔记·泄泻》）

## 八味丸

【主治】醉饱行房，肾气虚乏，湿热乘之，下流客肾，久泄不止。

【组成】[1] 干地黄八两　山药　山茱萸各四两　泽泻　茯苓　牡丹皮各三两　桂枝　炮附子各一两（《先醒斋医学广笔记·泄泻》）

## 治胃脘痛方

【组成】橘红二钱　白豆蔻仁五分　香附童便炒，忌铁，研细，三钱　延胡索醋煮，切片，粒粒金黄色者良，二钱五分　白芍药酒炒，四钱　甘草四分，炙　白茯苓三钱　白木香五分，磨汁入煎药内　紫苏子研，二钱　紫苏梗二钱

【用法】河水二盅，煎一盅，不拘时服，豆蔻仁口嚼之下药。（《先醒斋医学广笔记·脾胃》）

---

　　[1]　本方组成原无，据《金匮要略》补。

## 口渴不能饮食方

【主治】口渴，肩骨疼酸痛，不能饮食。

【组成】真紫苏子<sub></sub>隔纸焙，研细 橘红 白茯苓各三钱 竹茹二钱 白芍药酒炒，四钱 木瓜忌铁，三钱 石斛酒蒸，三钱 酸枣仁炒爆研，四钱 麦门冬五钱 甘草五分 白豆蔻仁四分，先嚼下

【用法】饥时服。(《先醒斋医学广笔记·脾胃》)

## 治胃中有痰欲吐方

【组成】广橘红 栝楼仁各四钱

【用法】姜汁竹沥和丸梧子大，食后服。(《先醒斋医学广笔记·脾胃》)

## 治脾经痰饮方

【主治】脾经痰饮，五更咳嗽，喉中如有物，咽之不下。

【组成】白茯苓四两 苏子另研如泥，入药同捣，三两 白豆蔻仁七钱 贝母去心，三两 栝楼根三两 薄荷叶一两五钱 连翘三两 硼砂另研如飞面，七钱 广橘红四两 麦门冬去心，三两 猫儿残叶六两 山楂肉三两 麦芽炒取净面，一两五钱 神曲炒，一两五钱，出峡江县 霞天膏曲四两 枇杷叶四两

【用法】为极细末，怀山药粉糊和丸如麻子大，白汤吞三四钱。(《先醒斋医学广笔记·脾胃》)

## 治痰嗽方

【主治】痰嗽吐不已，胸膈有冷物上塞，饮热汤稍下。

【组成】橘红 白茯苓 苏子研细 栝楼仁蛤粉拌炒，研细，各三钱 半夏姜汁炙，一钱 远志去心，甘草汁浸蒸，一钱五分 白豆蔻仁五分 吴茱萸汤泡去梗，一钱

【用法】河水二盅半，煎八分。饥时服，加姜汁五匙，竹沥一杯。（《先醒斋医学广笔记·脾胃》）

## 化痰生津噙化丸

【主治】治胶痰，不治阴虚痰火。

【功用】其味甘酸，能生津化痰。

【组成用法】五倍子拣粗大者，安大钵头内，用煮糯米粥汤浸，盖好，安静处，七日后常看，待发芽黄金色，又出黑毛，然后将箸试之，若透内无硬，即收入粗瓦钵中，擂如酱，连钵日中晒，至上皮干了，又擂匀，又晒，晒至可丸，方丸弹子大，晒干收用。（《先醒斋医学广笔记·脾胃》）

## 金匮肾气丸

【主治】肾虚脾弱痰饮。

【组成】① 熟地黄、山茱萸、山药、泽泻、茯苓、牡丹皮、肉桂、附子炮　（《先醒斋医学广笔记·脾胃》）

## 十全大补汤

【主治】肾虚脾弱痰饮。

【组成】② 人参、茯苓、白术、甘草、川芎、当归、白芍、地黄、黄芪、肉桂。

【用法】肾虚脾弱痰饮，用十全大补汤去当归，加车前子、肉桂（《先醒斋医学广笔记·脾胃》）

---

① 本方组成原无，据《太平惠民和剂局方》补。
② 本方组成原无，据《太平惠民和剂局方》补。

# 天王补心丹

【功用】宁心保神，益气固精，壮力强志，令人不忘，清三焦，化痰涎，去烦热，除惊悸，疗咽干，养育心神。

【组成】人参 怀山药坚白者 麦门冬去心 当归身酒洗，各一两 怀生地 天门冬去心，各一两三钱三分 丹参去黄皮，八钱 百部去芦土 白茯神去粗皮，坚白者良 石菖蒲去毛 柏子仁去油者佳，另研 甘草长流水润炙 北五味去枯者 杜仲以上七味各六钱六分 远志三钱三分 白茯苓一两五钱四分

【用法】净末，炼蜜丸如弹，重一钱，朱砂一两研极细为衣。食远临卧时嚼化，后饮灯心汤一小杯。（《先醒斋医学广笔记·虚弱》）

# 加味六味地黄丸一

【功用】滋阴固精明目，不寒不热，和平之剂，久服延年。

【组成】怀生地如法制，八两 怀山药四两 白茯苓坚白者，四两，人乳拌，晒干又拌，多多更妙 山茱萸去核，四两 牡丹皮三两 麦门冬去心，六两 泽泻原方三两，目病减半 甘菊花苦者不用，六两 真甘枸杞去蒂，六两 北五味去枯者，六两

【用法】细末，蜜丸如梧子大，空心淡盐汤服四钱。治目疾久不愈，天王补心丸临卧服，加味六味地黄丸空心服。虚甚者地黄丸加紫河车一具，酒洗极净，磁罐内酒煮极烂，捣如泥，或焙干为末。二方朝夕并进，久久自效。

【加减】又方加白蒺藜炒去刺，五两。（《先醒斋医学广笔记·虚弱》）

# 治虚眼方

【组成】枸杞子 生地 麦门冬各三钱 龙胆草一钱，下焦无湿热者勿用

【用法】水二盅，煎七分半，饥时服。如脾气不佳，加白豆蔻末五六分。（《先醒斋医学广笔记·虚弱》）

## 治目疾方

【主治】肝肾二经目疾。

【组成】真甘枸杞一斤，去蒂　真怀生地黄一斤，极肥大者，酒洗净

【用法】河水砂锅内熬膏，以无味为度，去渣，重汤煮，滴水成珠，便成膏也。每膏一斤，入炼蜜六两，空心白汤化下。（《先醒斋医学广笔记·虚弱》）

## 治目疾又方

【组成】真甘枸杞一斤　甘菊花去蒂，一斤　白蒺藜炒去刺，一斤

【用法】细末，炼蜜丸，梧子大。每四五钱，空心白汤吞，入地黄斤许更妙。（《先醒斋医学广笔记·虚弱》）

## 治风泪眼方

【主治】风泪眼，每出则流泪盈颊。

【组成】谷精草为君，蒺藜和枸杞之属佐之。

【用法】羊肝为丸。（《先醒斋医学广笔记·虚弱》）

## 碧霞丹

【主治】内障、外障、暴赤眼、眵泪、昏花、翳膜。

【组成】当归　没药各二钱　血竭　白丁香　硼砂　冰片　麝香各一钱　马牙硝　乳香各五分

【用法】俱极细末，比飞面更细三五倍，以川黄连去须切片三钱熬成膏子，和前药为丸如豆大，用铜绿一两五钱为衣。每用一丸，以新汲水半盏浸磁盒内，日洗五六次，一丸可洗七日。重者半

月，轻者七日，迎风冷泪三日见效。(《先醒斋医学广笔记·杂证》)

## 洗眼方

【主治】内障、外障、暴赤眼、眵泪、昏花、翳膜。

【组成】皮硝一两　杏仁去皮尖　铜绿　明矾各三分　侧柏叶三钱　甘菊花三钱　桑白皮五钱

【用法】河水五碗，煎至二大碗，置铜盆内，洗眼及眉棱骨、两太阳，涕出即爽然矣。日夜不拘次数。一服冬可半月，夏十日。(《先醒斋医学广笔记·杂证》)

## 擦牙散

【组成】石膏半斤，火煨熟　白蒺藜去刺，四两

【用法】为极细末，每日擦牙漱口。牙痛时频频擦之，立愈。(《先醒斋医学广笔记·杂证》)

## 治不眠方

【功用】以清心火为第一义。

【组成】麦门冬五钱　茯神　丹参　沙参各三钱　竹茹二钱　炙甘草一钱　竹叶六十片　石斛酒蒸，三钱　远志一钱　生地四钱　枣仁炒，五钱　五味子八分

【加减】有痰者，加竹沥。(《先醒斋医学广笔记·虚弱》)

## 乌须明目丸

【组成】女贞实酒拌，九蒸九晒，净末，一斤　甘菊花十二两　何首乌赤白各半，净二斤，如法蒸晒　桑叶一斤　牛膝酒蒸，一斤　怀生地酒洗，净二斤　甘枸杞去枯者，一斤　乳拌茯苓酥一斤　麦门冬去心，一斤半　槐角子十两　苍术蜜酒浸蒸晒，十二两　人参一斤，人乳拌烘干　山

茱萸肉<sub>酒蒸，十二两</sub>

**【用法】**乌饭子之嫩者取汁熬膏，每斤加炼蜜半斤，丸如梧子大。每日二服，服五钱，白汤吞。

**【加减】**脾胃不和者，去槐角子。

**【使用注意】**忌白莱菔、牛肉、牛乳、蒜、桃、李、雀、蛤。（《先醒斋医学广笔记·虚弱》）

## 乌须神方

**【组成】**女贞实<sub>一斗</sub>

**【用法】**如法去皮，每斗用马料黑豆一斗，拣净，淘洗晒干，同蒸透，九蒸九晒。先将女贞实为末，加生姜自然汁三两，好川椒去闭口者及蒂，为末，三两，同黑豆末和匀，蜜丸如梧子大。先食服四五钱，白汤或酒吞。（《先醒斋医学广笔记·杂证》）

## 乌须方一

**【用法】**将鳢肠草采鲜者二三十斤，捣汁，入九蒸九晒过女贞实末，再晒干，如前为丸亦佳。但服之腹痛作泄，不若椒末、姜汁为佳。蒸女贞实先将上好老酒浸一宿，次日用黑豆蒸，如此者九，以其性寒故也。更服八珍丸以实根本。（《先醒斋医学广笔记·杂证》）

## 二至丸

**【功用】**乌须。

**【组成】**女贞实　旱莲草（《先醒斋医学广笔记·杂证》）

## 乌须方二

**【功用】**旧传女贞实、旱莲草二方试之甚验，苦于腹痛作泄，仲淳再为更定,凉血兼理脾。

【组成】何首乌勿去皮,乌豆同牛膝蒸制如常法,最后用人乳浸晒三四十次,赤白各二斤 女贞实酒拌,九蒸九晒,二斤 旱莲草熬膏,十二两 乌饭子膏即南竺枝子也,十二两 茅山术米泔浸蒸三次,去皮切片,十二两 真川椒红十二两,去白膜,闭口勿用 没食子十两

【用法】为细末,以旱莲草膏、乌饭子膏,同炼蜜和丸如梧子大。每五钱,空心饥时各一服,白汤吞。(《先醒斋医学广笔记·杂证》)

## 治血痞沉香丸

【组成】沉香 血竭 辰砂各二钱五分 木香一钱三分 真麝香一钱三分 琥珀五分 当归尾二钱五分 牡丹皮二钱五分 延胡索一钱五分

【用法】为细末,用磁器煎甘草汤,打糯米糊为丸。凡气痛,酒磨,葱汤亦可。产后血枯,酒磨服。(《先醒斋医学广笔记·杂证》)

## 补心肾方

【功用】补心肾,久服轻身延年。

【组成】头桑叶九蒸九晒,一斤 黑芝麻九蒸九晒,一斤 甘菊花去蒂,八两 何首乌一斤 甘枸杞一斤 白蒺藜炒去刺,另末,一斤 女贞实酒拌,九蒸九晒,一斤

【用法】细末,炼蜜丸梧子大,白汤或酒服。有热人宜之。(《先醒斋医学广笔记·虚弱》)

## 补虚丸方

【组成】棉花子仁一斤 补骨脂四两 白茯苓二两 没药二两

【用法】炼蜜丸如梧子,空心淡盐汤服。(《先醒斋医学广笔记·虚弱》)

## 凉血祛湿补阴益气丸

【组成】真茅山苍术二斤　怀生地酒洗，一斤　甘菊花一斤　车前子米泔浸，八两　人参八两　牛膝八两　白茯苓八两，人乳拌，积粉至一斤

【用法】天门冬熬膏和丸。(《先醒斋医学广笔记·虚弱》)

## 治虚弱阴精不足方

【主治】虚弱阴精不足。

【组成】白茯苓粉一斤，拌人乳，晒至一斤半

【用法】另将童便重汤炖温，取壮盛女子月经布一二个洗，入便内，拌入茯苓粉，晒干，将茯苓粉再磨，加鹿角胶四两，酒化，同炼蜜丸如梧子大。空心服，白汤吞三钱。服久，痰从大便出。(《先醒斋医学广笔记·虚弱》)

## 治虚弱阴精不足又方

【组成】前方(编者按：指上治虚弱阴精不足方)加熟地黄半斤　苍术八两　鹿角胶四两　黄柏四两　菟丝子半斤　砂仁三两(《先醒斋医学广笔记·虚弱》)

## 养阴凉血补心滋肾丸

【组成】麦门冬六两　鳖甲六两　五味子六两　怀生地黄八两　山茱萸四两　牡丹皮三两　白茯苓三两，拌人乳晒至六两　天门冬四两　杜仲去皮切片，酥炙，四两　黄柏四两　砂仁二两　甘草一两　怀山药四两　柏子仁拣净，八两，酒蒸，另研细如泥　车前子三两　菟丝子净末，八两　枸杞子去枯者，八两　远志肉三两　牛膝四两

【用法】炼蜜为丸，空心白汤服五钱。(《先醒斋医学广笔记·虚弱》)

## 集灵方

【功用】补心肾，益气血，延年益寿。

【组成】人参　枸杞　牛膝酒蒸　天门冬去心　麦门冬去心　怀生地黄　怀熟地黄七味各一斤

【用法】河水砂锅熬膏如法，加炼蜜，白汤或酒调服。（《先醒斋医学广笔记·虚弱》）

## 通真延龄丹

【组成】五味子三斤　山茱萸二斤　菟丝子二斤　砂仁一斤　车前子一斤　巴戟天一斤　甘菊花二斤　枸杞子三斤　生地黄三斤　熟地黄三斤　狗肾四斤　怀山药二斤　天门冬一斤　麦门冬三斤　柏子仁二斤　鹿角霜二斤　鹿角胶四斤　人参二斤　黄柏一斤半　杜仲一斤半　肉苁蓉三斤　覆盆子一斤　没食子一斤　紫河车十具　何首乌四斤　牛膝三斤　补骨脂一斤　胡桃肉二斤　鹿茸一斤　沙苑蒺藜四斤，二斤炒磨入药，二斤磨粉打糊

【用法】为末，同柏子仁、胡桃肉泥、蒺藜糊、酒化鹿角胶，炼蜜和丸如梧子大。每服五钱，空心饥时各一服，龙眼汤吞。有火者不可服。（《先醒斋医学广笔记·虚弱》）

## 梦遗封髓丹

【组成】黄柏去皮蜜炙，半斤　砂仁四两，最后炒入药末中　甘草二两

【用法】山药糊为丸。（《先醒斋医学广笔记·虚弱》）

## 大封髓丹

【组成】上方（编者按：即上梦遗封髓丹）加远志肉甘草汁煮去骨，二两　猪苓一两　白茯苓一两五钱　莲须二两　山茱萸三两　北五

味去枯者，一两五钱（《先醒斋医学广笔记·虚弱》）

## 种子方

【组成】沙苑蒺藜八两，粗者四两为末，粗者四两为膏 川续断酒蒸，二两 菟丝子三两，煮三日 山茱萸肉生用 芡实粉生用 莲须各四两，生用 覆盆子生用 甘枸杞子各二两

【用法】前末，以蒺藜膏同炼蜜和丸如梧子大。每服四五钱，空腹盐汤下。有火者宜服此，兼治梦遗。（《先醒斋医学广笔记·虚弱》）

## 种子又方

【组成】真合州补骨脂，沉实者二斤，以食盐四两入滚汤，乘热浸一宿，晒干。次用杜仲去皮，酒炒去丝，四两，煎浓汤，浸一宿，晒干。次用厚黄柏去皮蜜炙，四两，煎浓汤，浸一宿，晒干。别用鱼胶四两，剪碎，以蛤粉炒成珠，同补骨脂炒香，磨细末，将胡桃肉捣如泥，盛以锡盆蒸之，取油和末。

【用法】量加蜜捣和丸，如梧子大，空心用三钱，白汤或淡盐汤吞，晚间或饥时更一服。

【使用注意】老年人及阳虚无火者宜此，有火者忌之。（《先醒斋医学广笔记·虚弱》）

## 种子奇方

【组成】柏子仁去油者，好酒浸一宿，砂锅上蒸，捣烂如泥 鲜鹿茸火燎去毛净，酥炙透，如带血者，须慢火防其皮破血走也，切片为末，等份

【用法】和柏子仁泥捣极匀，加炼蜜丸如梧子大。每服空心三钱，淡盐汤吞。（《先醒斋医学广笔记·虚弱》）

## 补肾健脾益气方

【组成】白茯苓三钱　枸杞子一两　怀生地二钱　麦门冬五钱
人参二钱　陈皮三钱　白术三钱

【用法】河水二盅，煎八分。(《先醒斋医学广笔记·虚弱》)

## 苍术丸

【功用】用此方七八十余身轻矫捷，甚于少年。

【组成】真茅山苍术四斤，如法洗浸，去皮切片，以桑椹、怀
生地、何首乌各一斤，熬浓汁至无味而止，去渣滤清，下苍术浸
之，晒干复浸，汁尽为度，细末，又以人乳拌匀，晒干数次，约重
数两。

【用法】炼蜜为丸，白汤或酒吞。(《先醒斋医学广笔记·脾
胃》)

## 治臂痛方

【主治】虚火臂痛。

【组成】怀生地黄一斤　牡丹皮阔而厚者良，酒蒸，六两　山茱萸
肉八两　白茯苓为末，水澄去筋膜，蒸晒再磨，以人乳拌晒数次，六两　山
药八两，切片炒　泽泻米泔浸，切片炒，六两　天门冬去心，酒蒸，烘燥，
六两　麦门冬去心，烘燥，八两　五味子如法烘干，八两　牛膝酒蒸，八
两　黄柏切片，蜜拌炒褐色，八两　枸杞子去枯者及蒂，八两　砂仁二两，
炒　甘菊花八两　何首乌一斤　虎前胫骨二对，酒蒸三日，酥炙透　白
蒺藜炒去刺，十两　菟丝子三两

【用法】为细末，炼蜜丸如梧子大。每服五钱，空心白汤下。
(《先醒斋医学广笔记·虚弱》)

## 治盗汗方

【组成】黄芪蜜炙，三钱　北五味二钱　酸枣仁炒研，五钱　炙甘

草一钱　麦门冬去心，三钱　人参三钱　白芍药酒炒，三钱　香附童便浸炒，二钱　龙眼肉十枚（《先醒斋医学广笔记·虚弱》）

## 治噎方

【组成】苏子研细，二钱　广橘红二钱五分　麦门冬去心，五钱白芍药酒炒，四钱　枇杷叶去毛刷净蜜炙，三大片　山楂肉三钱　白豆蔻仁四分，先嚼下　人参三钱

【用法】逆水芦根汁一大盏，河水一盅半，同芦根汁煎至八分，加姜汁三匙，竹沥一杯，饥时服。（《先醒斋医学广笔记·虚弱》）

## 治尿有余沥精不固方

【组成】菟丝子半斤，净　牛膝与何首乌同蒸，半斤，净　柏子仁去油者，酒蒸，另研如泥，十二两　杜仲四两，净　麦门冬去心，六两　枸杞六两　北五味六两　血鹿角一斤　鹿茸去毛，酥炙六两　车前子米泔浸，四两　白茯苓多用人乳拌晒，四两　大何首乌赤白各半，蒸如法，一斤没食子三两

【用法】细末，炼蜜丸如梧子。每服五钱，空腹白汤吞。（《先醒斋医学广笔记·虚弱》）

## 治鼻衄肠风方

【主治】鼻衄，肠风，腹胀，便燥。

【组成】麦门冬去心，十两　怀生地十两　天门冬去心，六两　五味子去枯者，四两　鳖虱胡麻酒拌，九蒸九晒，去壳，另研如泥，十二两山茱萸肉六两　白芍药八两　当归身五两　砂仁炒，二两　紫苏子六两，另研，后入

【用法】炼蜜丸如梧子大，每五钱，空心白汤吞。（《先醒斋医学广笔记·虚弱》）

## 治腿酸足胫痛方

【组成】牛膝<sub>去芦，酒蒸，八两</sub> 杜仲<sub>六两</sub> 怀生地<sub>蒸熟，八两</sub> 甘枸杞<sub>八两</sub> 山茱萸肉<sub>六两</sub> 五味子 黄柏<sub>各六两</sub> 白茯苓<sub>三两</sub> 砂仁<sub>三两</sub>

【用法】细末，炼蜜丸如梧子大。每五钱，空心白汤吞。(《先醒斋医学广笔记·虚弱》)

## 补肾固精方

【组成】北五味

【用法】如法为细末，每服以好酒下方寸匕。久之兼可御女。(《先醒斋医学广笔记·虚弱》)

## 治弱证方

【主治】弱证吐血，夜热不眠，腰痛。

【组成】紫河车<sub>一具，男而首胎佳</sub> 自采侧柏叶<sub>东南枝，去粗梗，阴干，四斤</sub>

【用法】将河车入石臼内，木杵轻轻捣，渐下柏叶，以极烂为度，起置磁盆内，砂锅上蒸熟，烈日曝干，如无日色，或夏天，将柏叶摊成薄饼于磁盆上，火烘干，研细末，蜜丸如梧子大，空心淡盐汤下五钱。(《先醒斋医学广笔记·虚弱》)

## 久嗽嗑化丸

【组成】真龙脑薄荷叶<sub>三两五钱</sub> 百部<sub>酒浸，去心，三两五钱</sub> 麦门冬<sub>去心，二两</sub> 天门冬<sub>去心，二两</sub> 桑白皮<sub>蜜炙，三两</sub> 枇杷叶<sub>蜜炙，三两</sub> 贝母<sub>去心，二两</sub> 桔梗<sub>米泔浸蒸，去芦，一两</sub> 甘草<sub>蜜炙，七钱</sub> 天花粉<sub>二两</sub> 玄参<sub>一两</sub> 北五味<sub>蜜炙，一两</sub> 款冬花蕊<sub>二两</sub> 紫菀<sub>八钱</sub> 真柿霜<sub>二两</sub> 橘红<sub>一两</sub>

【用法】极细末，炼蜜丸如弹子大。不时噙化，临卧更佳。
(《先醒斋医学广笔记·虚弱》)

### 加味六味地黄丸二

【主治】吐血。

【组成】地黄半斤　天门冬　麦门冬　牛膝　鳖甲　黄柏　青蒿　五味子　橘红　枇杷叶　怀山药　山茱萸肉各四两　泽泻　牡丹皮　白茯苓各二两(《先醒斋医学广笔记·吐血》)

### 治吐血煎方

【组成】苏子炒研，二钱　枇杷叶三大片　生地黄三钱　广陈皮二钱　白芍药三钱　茅根一两　麦门冬五钱　桑白皮二钱　番降香一钱二分，血止去之　贝母二钱　牛膝四钱　鳖甲四钱　甘草一钱　天门冬二钱(《先醒斋医学广笔记·吐血》)

### 治阴虚喉痛方

【主治】阴虚喉痛。喉间血腥气，声哑。

【组成】麦门冬三钱　天门冬三钱　薄荷八分　贝母三钱　苏子研，一钱　橘红二钱　炙甘草一钱　百部去心，三钱　款冬花蕊二钱　鳖甲如法，四钱　桑白皮如法，四钱　怀生地三钱

【用法】河水二盅，煎八分，加童便一杯，饥时服。(《先醒斋医学广笔记·吐血》)

### 治阴虚喉痛丸方

【组成】六味地黄丸中加鳖甲、天门冬、麦门冬、百部、五味子、真阿胶，各如山药之数。

【用法】炼蜜丸，每六钱，空心淡盐汤吞，饥时白滚汤吞。

（《先醒斋医学广笔记·吐血》）

## 消渴方

**【组成】**麦门冬五两　五味子三钱　黄连三钱　芦根五两　黄芪五钱　怀生地黄六钱　天门冬一两

**【用法】**用缫丝汤①十碗，煎两碗，不拘时服。（《先醒斋医学广笔记·消渴证》）

## 消渴丸方

**【组成】**于前药中加黄柏三两，牛膝五两，沙参六两，枸杞子四两，五味子六两

**【用法】**蜜丸常服，遂不复发。（《先醒斋医学广笔记·消渴证》）

## 头风神方

**【组成】**土茯苓忌铁，四两　金银花三钱　蔓荆子一钱　玄参八分　防风一钱　明天麻一钱　辛夷花五分　川芎五分　黑豆四十九粒　灯心二十根　芽茶五钱

**【用法】**河水、井水各一盅半，煎一盅服。（《先醒斋医学广笔记·杂证》）

## 补心宁志丸

**【主治】**痫证。

**【组成】**天竺黄另研如面，五钱　沉香另研如面，三钱　天门冬去心，酒洗蒸，二两　白芍药酒炒，三两　白茯神去心，四两　远志肉甘草

---

① 缫丝汤：《仁斋直指方》方，茧搔丝煎汤，主治消渴、血淋。

汁浸蒸，二两　麦门冬去心，二两　炙甘草六钱　旋覆花一两五钱　真苏子研，一两　香附醋浸，晒干，童便拌，瓦上炒，三两　半夏姜汁拌，以明矾末少许同浸，二两　皂角荚不蛀者，去黑皮，酥炒，去子，取末，二两

【用法】为末，和匀，怀山药粉糊丸如豌豆大，朱砂一两研如法为衣。每服三钱，用竹沥点汤下。(《先醒斋医学广笔记·杂证》)

## 治痰火方

【主治】火上升，有痰留滞，喉间如有核。

【组成】真苏子研，二钱　广橘红三钱　贝母三钱　栝楼根三钱　白茯苓三钱　麦门冬五钱　白芍药三钱，酒炒　黑连翘一钱五分　黄柏蜜炙，一钱五分　五味子一钱，打碎

【治法】水煎，加竹沥服。(《先醒斋医学广笔记·杂证》)

## 治便红方

【主治】便红或因酒毒发者。

【组成用法】先用川黄连去须，切片，酒炒　细末，一服三钱，空心白酒调下。忌荤腥一日。服连末后必腹痛，去血愈多，复用白芍药一两，白术五钱，甘草三钱，同炒，拣开。先用白芍药煎汤服，腹痛自止；后以白术、甘草同煎服，遂愈。又一法，以粳米三分，糯米七分，煮粥，空腹服遂愈。此无他，补胃气则阳明调，所以便红自除也。(《先醒斋医学广笔记·杂证》)

## 治肠风方

【组成】黄芪蜜炙，三钱　白芍药酒炒，三钱　炙甘草一钱　麦门冬去心，五钱　生地酒洗，四钱　当归酒洗，二钱　荆芥一钱，炒　白芷一钱　柴胡五分　地榆酒洗，三钱　人参一钱　五味子八分，去枯者，打碎，蜜蒸

【用法】河水二盅，煎八分，空腹饥时服。(《先醒斋医学广笔记·杂证》)

## 治肠风又方

【主治】因饮酒过多得之者。

【组成用法】专服北五味，打碎，蜜蒸，为细末，蜜丸。每清晨服三钱，服至半年。因味酸甚，服后喉中觉吞酸，加熟地黄等份为丸。服久，肠风顿止。(《先醒斋医学广笔记·杂证》)

## 温胆汤

【主治】惊苦积劳，虚烦不得卧，心与胆虚怯，触事惊悸，百药不效。

【组成】半夏七钱　竹茹　枳实各三钱　陈皮四钱半　白茯苓　炙甘草各二钱二分半

【用法】分二剂，姜、枣煎服。(《先醒斋医学广笔记·白带赤淋》)

### 三、妇科用方

## 治经行先期方

【主治】妇人血热经行先期。

【组成】枇杷叶一斤，蜜炙　白芍药半斤，酒浸切片，半生半炒　怀生地黄六两，酒洗　怀熟地黄四两　青蒿子五两，童便浸　五味子四两，蜜蒸　生甘草去皮，一两　山茱萸肉四两　黄柏四两，去皮切片，蜜拌炒　川续断酒洗，炒，四两　阿胶五两，蛤粉炒，无真者，鹿角胶代之，重汤酒化　杜仲去皮，三两，酥炙

【用法】细末，怀山药粉四两打糊，同炼蜜和丸如梧子大。每五钱，空心淡醋汤吞，饥时更进一服。忌白萝卜。(《先醒斋医学广笔记·妇人》)

## 加减正元丹

【主治】妇人经不调无子。

【组成】香附一斤，同艾二两，醋浸二宿，分作四份，一份用盐水炒，一份酥炙，一份童便浸炒，一份和乳瓦上炒　当归身酒洗，五两　川芎二两　白芍药八两，酒浸切片，半生半炒　生地六两，酒洗　阿胶四两，蛤粉炒成珠，无则鹿角胶代之　枳壳三两，江西者良，半生半炒　艾二两，用浸香附醋打糊饼，晒干

【用法】为末，米醋煮，山药粉糊丸如梧子大。每四钱，空腹淡醋汤吞。忌白莱菔。

【加减】上八味乃正元丹，后加减法也。加青蒿子三两，山茱萸肉三两，银柴胡一两，五味子三两，鳖甲醋炙如法，四两。如经调后觉经不行，恐有妊娠，即勿服。如后期，去青蒿子、银柴胡、鳖甲。（《先醒斋医学广笔记·妇人》）

## 治经行先期又方

【主治】血热经行先期，腰腹痛，发热。

【组成】正元丹中去香附，换入枇杷叶十两，蜜炙　杜仲去皮酥炙，三两　鹿角胶蛤粉炒，四两　麦门冬去心，四两　青蒿子　山茱萸肉　北五味子各三钱　银柴胡一两

【使用注意】血热忌用芎、归，当用第一方（编者按：即前治经行先期方）。（《先醒斋医学广笔记·妇人》）

## 治经行后期方一

【主治】血虚经行后期。

【组成】白芍药六两，半生半熟　香附四两，童便浸炒　蕲艾叶一两五钱，如法　怀生地六两　麦门冬六两　杜仲三两，酥炙　橘红二两　枇杷叶六两　甘草一两五钱，半生半炒　白胶四两，蛤粉炒成珠，研　川芎二两　青蒿子四两，童便浸风干　当归六两

【用法】用醋煮怀山药糊丸，梧子大，每服五钱，白汤送下。
(《先醒斋医学广笔记·妇人》)

## 治经行后期方二

【主治】血虚经行后期太甚，半边头疼。

【组成】当归身　白芍药各二钱五分　川芎一钱　甘菊花三钱　藁
本一钱　怀生地二钱　荆芥穗八分　天门冬二钱　麦门冬三钱　炙甘
草一钱五分

【用法】河水煎，临服加童便一小杯。(《先醒斋医学广笔记·
妇人》)

## 治经行后期方三

【主治】经行后期太甚。

【组成】香附一斤，四制　怀生地五两　白芍药八两　枳壳二两
砂仁二两　阿胶四两　蕲艾二两，如法

【用法】为末，醋煮怀山药糊丸梧子大。每服四钱，空心淡醋
汤下。

【加减】一方加怀熟地三两，川芎二两，去砂仁一味。俱神效。
(《先醒斋医学广笔记·妇人》)

## 治脾肾泄方

【主治】肾泄兼脾泄。

【组成】肉豆蔻粉裹煨，四两　北五味子四两　补骨脂如法制，二
两半　白芍药二两半　砂仁一两半　甘草八钱　人参三两　吴茱萸汤泡
去梗，三两

【用法】为末，山药粉糊丸如梧子大，空心白汤下三钱至五钱。
(《先醒斋医学广笔记·妇人》)

## 治肾泄无子方

【主治】妇人肾泄无子。

【组成】肉豆蔻粉裹煨，四两　吴茱萸汤泡，二两五钱　补骨脂三两　五味子三两　人参一两　木香不见火，六钱　砂仁八钱

【用法】细末，山药粉糊丸如梧子大。每服三四钱，空腹白汤吞。(《先醒斋医学广笔记·妇人》)

## 安胎方

【主治】安胎将堕欲死。

【组成】怀生地二两　酒炒砂仁末一两

【用法】水酒各二碗，煎一碗，分作二次服，立愈。(《先醒斋医学广笔记·妇人》)

## 保胎资生丸

【主治】阳明脉衰，胎无所养，胎堕。

【组成】人参人乳浸，饭上蒸，烘干，三两　白术三两　白茯苓细末，水澄蒸，晒干，入人乳再蒸，晒干，一两半　广陈皮去白，略蒸，二两　山楂肉蒸，二两　甘草去皮蜜炙，五钱　怀山药切片炒，一两五钱　川黄连如法炒七次，三钱　薏苡仁炒三次，又方，一两半　白扁豆炒，一两半　白豆蔻仁不可见火，三钱五分　藿香叶不见火，五钱　莲肉去心炒，一两五钱　泽泻切片炒，三钱半　桔梗米泔浸，去芦蒸，五钱　芡实粉炒黄，一两五钱　麦芽炒研磨，取净面，一两

【用法】上药共十七味，如法修事，细末，炼蜜丸如弹子大，每丸重二钱。用白汤或清米汤、橘皮汤、炒砂仁汤嚼化下。

【使用注意】忌桃、李、雀、蛤、生冷。(《先醒斋医学广笔记·妇人》)

## 治恶阻方

【主治】恶阻，即胎前呕吐。

【组成】橘红一钱　麦门冬二钱　人参一钱　木瓜二钱　竹茹一钱
枇杷叶三大片　藿香五分

【用法】下咽即验。(《先醒斋医学广笔记·妇人》)

## 乌鳢鱼汤

【主治】妊娠腹胀满。

【组成】白茯苓二钱　白术炒，二钱五分　广橘红　木瓜　桑白
皮如法蜜炙，各二钱　紫苏叶一钱　秦艽酒洗，三钱　生姜皮一钱五分

【用法】用大鳢鱼一枚，河水五碗，煎至三大碗，去鱼骨，滤
清，始入前药，煎至一碗服之，以愈为度。(《先醒斋医学广笔记·
妇人》)

## 治子悬方

【主治】子悬，即胎上冲。

【组成】紫苏　橘红　麦门冬去心，各等份

【用法】为细末。每服四钱，用枇杷叶三大片，竹茹一钱五分，
煎汤调服。(《先醒斋医学广笔记·妇人》)

## 治胎惊胎热方

【主治】胎惊胎热，一受孕即宜预服。

【组成】木瓜一钱　天门冬　黄芪　白芍药各三钱　麦门冬五钱
鼠黏子一钱　金银花　甘菊花　石斛　怀生地各三钱　连翘一钱　炙
甘草一钱　贝母二钱　砂仁一钱　人参一钱五分

【用法】河水二大碗，煎八分，食远温服。服至百帖，神效。
(《先醒斋医学广笔记·妇人》)

## 治小儿脐风撮口方

【主治】小儿脐风撮口，孕时母服，可预解一切胎毒。

【组成】甘草二钱，生用　怀生地四钱　连翘二钱　黄连一钱，酒炒　玄参二钱　栝楼根二钱　木通一钱　贝母二钱　牡丹皮一钱五分　金银花四钱　荆芥穗一钱　羚羊角磨汁入药汁中，二十匙，约五分

【用法】河水二盅，煎八分，空心饮时服。（《先醒斋医学广笔记·妇人》）

## 催生累验方

【组成】鱼鳔四钱，切碎，每块针刺，灯火上炙脆，研　柞枝四两，蚕食者，一叶一刺者是，即凿子木，五月开白花不结子，其里纯白　白芷一钱五分

百草霜山家者良，一钱　千里马男子左足旧草鞋，烧灰存性，二钱

【用法】水酒各盅半，将柞枝、白芷煎浓至一碗，去渣滤清，入胶同煮化，调二末服之。（《先醒斋医学广笔记·妇人》）

## 琥珀丸

【主治】专治妇人生产艰难，下胎衣，血晕服之即活。

【组成】延胡索六钱　怀熟地八钱　当归身　川续断酒洗炒　川芎各六钱　川牛膝　人参　沉香　乳香　没药去油，各五钱　真阿胶蛤粉炒，八钱　辰砂水飞　大附子　五味子各五钱　金钗石斛六钱　肉苁蓉八钱，酒洗　琥珀　珍珠上上者，各五钱

【用法】极细末，炼蜜丸如圆眼大，以好辰砂飞过为衣，蜡丸。（《先醒斋医学广笔记·妇人》）

## 预防血晕神方

【用法】将产，预将荆芥穗末三钱，童便、沸汤各一杯听用。

儿一产下，即将前末同童便入汤调服，永无血晕之病。荆芥能引血归经也。

【加减】虚脱者，人参五钱，干姜二钱，肉桂二钱。虚甚者参至一两，加附子（童便制过）一钱。夏月去姜、桂、附子之半。（《先醒斋医学广笔记·妇人》）

## 治产后虚脱方

【主治】产后虚脱兼防血晕。

【组成】人参一两　真苏子打碎，二两　鹿角胶五钱（《先醒斋医学广笔记·妇人》）

## 调理丸方

【组成】怀生地　熟地各五两　麦门冬去心　甘枸杞去枯者及蒂，各六两　杜仲如法　川续断去芦，各五两　五味子三两　柏子仁如法，六两　酸枣仁炒爆，研，六两　茯苓三两　青蒿子四两　山药五两，炒　山茱萸肉五两　牡丹皮阔而厚者，三两半　鹿角胶酒化入药，六两　橘红三两　砂仁炒，二两

【用法】细末，炼蜜和丸如梧子大。每服五钱，空心淡盐汤吞。忌食鲫鱼子、白莱菔。（《先醒斋医学广笔记·妇人》）

## 治女人血崩方

【组成】人参　黄芪　麦门冬各三钱　五味子七分　杜仲　熟地　山茱萸各二钱　枸杞子三钱　续断一钱　荆芥穗八分，炒　阿胶二钱

【用法】河水煎，日进三服。（《先醒斋医学广笔记·妇人》）

## 治女人血崩又丸方

【组成】黄芪二两，蜜炙　人参一两　熟地二两　白芍药一两五钱，

酒浸切片，半生半炒　五味子　怀山药　续断酒洗　杜仲酥炙　柏子仁酒浸二宿，蒸洗如泥　青蒿子童便浸，阴干　麦门冬　酸枣仁各一两五钱，炒　鹿角胶三两，酒炖化

【用法】共末，将酒化鹿角胶、柏子仁泥同炼蜜丸如梧子大。每服五钱，空心白汤下。（《先醒斋医学广笔记·妇人》）

## 治白带方

【组成】蛇床子米泔淘取沉水者，蒸晒干，去皮炒为细末　每一两加枯白矾末五分　山茱萸肉　五味子　车前子米泔浸蒸　香附醋煮，各三钱

【用法】细末，山药糊丸如梧子大。每四钱，空心淡醋汤吞，饥时再进一服。后用四物汤加山茱萸、五味子、炒砂仁、白芍药、杜仲、黄柏、车前子各等份，鹿角胶醋化，丸如梧子大。每日空心白汤吞五钱，调理自除。（《先醒斋医学广笔记·白带赤淋》）

## 四物汤

【主治】白带。

【组成】① 当归去芦，酒浸，炒　川芎　白芍药　熟干地黄酒浸，蒸，各等份

【用法】用前方（编者按：即治白带方），后用四物汤加山茱萸、五味子、炒砂仁、白芍药、杜仲、黄柏、车前子各等份，鹿角胶醋化，丸如梧子大。每日空心白汤吞五钱，调理自除。（《先醒斋医学广笔记·白带赤淋》）

## 治老年白带方

【组成】黄柏去粗皮，切片蜜炒，四两　砂仁炒，二两　杜仲去皮切

---

① 本方组成原无，据《太平惠民和剂局方》补。

片，盐酒炒去丝，四两　川续断酒洗，二两　补骨脂酒浸，瓦上炒，三两　川芎二两　香附八两，醋浸二宿，晒干，分作四份，一份酥炙，一份童便炒，一份醋炒，一份盐水炒　蕲艾用浸香附醋炒，加山药粉煮作糊，拌艾，打成饼，晒干，一两五钱　山茱萸肉四两　白茯苓如法水澄，蒸，晒干，二两　白芍药酒浸，六两，半生半炒　鹿角胶醋化，五两　北五味蜜蒸，四两　车前子米泔浸蒸，晒干，二两　牡蛎粉火煅醋淬，研如飞面，三两

【用法】细末，和鹿角胶，丸如梧子大，空心淡姜汤送下五钱。（《先醒斋医学广笔记·白带赤淋》）

## 六味丸

【主治病机】妇人多忧思郁怒，损伤心脾，肝火时发，血走不归经，此所以多患赤白带也。白带多是脾虚，盖肝气郁则脾受伤，脾伤则湿土之气下陷，是脾精不守，不能输为荣血，而下白滑之物矣，皆由风木郁于地中使然耳。法当开提肝气，补助脾元。

【组成】① 熟地黄八钱，山萸肉、干山药各四钱，泽泻、牡丹皮、白茯苓去皮，各三钱。

【用法】宜以补中益气汤加酸枣仁、茯苓、山药、黄柏、苍术、麦冬之类，浓煎，不时饮之。再用六味丸中加牡蛎粉、海螵蛸、杜仲、牛膝，蜜丸，光大如豆。空心饥时吞下五六钱。阴虚火炽，加枸杞子、五味子、菟丝子、车前子、黄柏。（《先醒斋医学广笔记·白带赤淋》）

## 八味丸

【主治】带下如鸡子清，脾肾虚极，面色不华，足胫浮，腰腿酸。

【组成】干地黄八两　山药　山茱萸各四两　泽泻　茯苓　牡丹皮各三两　桂枝　炮附子各一两（《先醒斋医学广笔记·白带赤淋》）

---

① 本方组成原无，据《小儿药证直诀》补。

## 归脾汤

【主治】带下如鸡子清，脾肾虚极，面色不华，足胫浮，腰腿酸。

【组成】① 白术—钱　当归—钱　白茯苓—钱　黄芪炒，一钱　龙眼肉—钱　远志—钱　酸枣仁炒，一钱　木香五分　甘草炙，三分　人参—钱

【用法】宜五味子、八味丸，间用开脾养心之剂，如归脾汤之类。（《先醒斋医学广笔记·白带赤淋》）

## 胶艾四物汤

【主治】赤带久不止，血虚。

【组成】② 阿胶蛤粉炒珠　艾叶醋炒　当归　川芎　白芍　熟地蒲黄炒　黄连　黄芩　生地　栀子　地榆　白术　甘草

【用法】赤带久不止则血虚，宜胶艾四物汤加煅牡蛎粉、酸枣仁、麦门冬。（《先醒斋医学广笔记·白带赤淋》）

### 四、 儿科用方

## 治胎惊方

【组成】人参　白芍药酒炒，各一两　白茯神　酸枣仁各一两五钱　炙甘草　远志肉甘草汁浸，蒸，晒干，各一两　真天竺黄另研如飞面　朱砂另研如法，各五钱　脐带新瓦上炙焦存性，另研细，三条　天麻　犀角　滑石末各一两　如有紫河车加一具火烘干，研细，忌铁

【用法】上天竺黄、朱砂、脐带另研外，余筛极细末，然后加入另研三味，再研和令极匀，用钩藤浓汁四两，和炼蜜半斤，捣和前药，每丸重一钱二分。饥时、临卧以灯心、薄荷汤调化服，日可与二三服，或以钩藤汤煎浓化药更佳。

---

① 本方组成原无，据《正体类要》补。
② 本方组成原无，据《古今医鉴》补。

【加减】如治急惊，本方去脐带、河车、人参，加白僵蚕蜜炙，六钱，全蝎六钱，牛黄一钱二分，琥珀一钱，胆星八钱，麝香三分。(《先醒斋医学广笔记·幼科》)

## 治胎疟方

【组成】人参三钱，虚甚疟久者加至一两止　白芍药三钱，酒炒　广陈皮二钱　鳖甲醋炙，二钱　麦门冬三钱　厚朴二钱　青皮七分，醋炒　山楂肉三钱

【用法】水二盏，煎八分，温服。

【加减】脾胃不佳，加川黄连姜汁炒，一钱五分，真藿香五分，白豆蔻二分五厘，姜皮五分，竹叶三十片，白茯苓二钱。(《先醒斋医学广笔记·幼科》)

## 治小儿痫证方

【主治】小儿痫证或惊风不止。

【组成】天竺黄五钱　酸枣仁二两　麦门冬去心，二两　人参一两　明天麻五钱　天门冬去心，一两　白茯神一两五钱　橘红七钱　远志肉甘草汁煮去骨，二两　白芍药酒浸，一两　钩藤五钱

【用法】细末，炼蜜和丸如弹子大，水飞极细朱砂为衣。每服一丸，灯心汤或龙眼汤化下。又一方加紫河车一具，酒洗净煮烂或焙干为末，入前药中。(《先醒斋医学广笔记·幼科》)

## 肥儿丸

【组成】人参三钱　芜荑一两　使君子肉一两　白芍药一两　橘红八钱　黄连一两　甘草五钱　红曲七钱　麦芽七钱　砂仁五钱　白茯苓一两　山楂肉七钱　滑石一两　莲肉二两　扁豆一两　青黛二两

【用法】炼蜜丸弹子大，每服一丸，空心白汤化下。(《先醒斋医学广笔记·幼科》)

## 治痘后泄方

【主治】痘后脾虚作泄，老人脾虚作泻亦甚效。

【组成】黄芪四两　人参四两　肉豆蔻二两　五味子四两　山茱萸肉四两　莲肉六两　白扁豆四两　白术三两

【用法】为细末，枣肉捣膏和丸如弹子大。每用一丸，姜汤磨化下。(《先醒斋医学广笔记·幼科》)

## 治痘痂艰脱方

【病机】痘痂艰脱，血热又兼血虚，故艰脱也。尚宜保养，俟脱尽乃可见风。

【组成】人参一钱五分　白芍药酒炒，三钱　甘草炙，一钱　麦门冬去心，五钱　五味子六钱　怀生地四钱　金银花四钱

【用法】水煎，饥时服。(《先醒斋医学广笔记·幼科》)

## 治痘后病目方

【主治】痘后病目，兼治血热病目而脾胃壮实者。

【组成】天门冬四两　麦门冬四两　枸杞子四两　甘草一两　生地黄八两　五味子二两五钱　甘菊花三两　玄参三两　地骨皮二两　白蒺藜炒去刺，五两　谷精草三两　木贼草三两　密蒙花二两　草决明二两　女贞实同黑豆九蒸九晒，六两　槐角四两　羚羊角三两

【用法】蜜丸。(《先醒斋医学广笔记·幼科》)

## 治痘后病目又方

【主治】痘后目痛，上白屑，不见物。

【组成】谷精草二钱　草决明炒研，一钱五分　川黄连酒炒，一钱五分　怀生地二钱　川芎八分　甘草六分　白蒺藜炒研，一钱　柴胡七分　甘菊花二钱　石菖蒲一钱　木贼草一钱五分　玄参一钱五分　连翘一钱

麦门冬二钱（《先醒斋医学广笔记·幼科》）

## 治痧疹方

【主治】痧疹发不出，喘嗽，烦闷躁乱。

【组成】蝉蜕一钱　鼠黏子炒研，一钱五分　荆芥穗一钱　玄参二钱　甘草一钱　麦门冬去心，三钱　干葛一钱五分　薄荷叶一钱　知母蜜炙，一钱　西河柳五钱　竹叶三十片

【加减】甚者加石膏五钱，冬米一撮。又方加三黄。（《先醒斋医学广笔记·幼科》）

## 治冬月痧疹方

【主治】冬月痧疹，因寒不得发透，喘渴闷乱，烦躁不定。

【组成用法】用麻黄去节，汤泡过，以蜜酒拌炒，加一钱或七八分于治痧药中，一服立透。药用干葛、麦门冬、贝母、前胡、荆芥、玄参、西河柳、甘草、知母。（《先醒斋医学广笔记·幼科》）

## 治痧后下积滞方

【组成】川黄连酒炒，一两　升麻七分　干葛八钱　甘草四钱　黄芩八钱　白芍药酒炒，八钱　滑石如法，一两（《先醒斋医学广笔记·幼科》）

【用法】怀山药粉和丸，白汤吞三五钱。

## 集灵膏

【主治】小儿脾虚证，饮食绝不沾唇，形体倍削。

【组成】① 熟地四两　麦冬四两　枸杞子四两　牛膝三两　桂圆肉

---

① 本方组成原无，据《活人书》补。

三两 黑枣肉三两 天冬二两 人参二两 黄芪二两 白术二两 陈皮一两 枣仁三两 制首乌三两 白蒺藜三两 茯神二两 地骨皮二两 贝母末二两（《先醒斋医学广笔记·幼科》）

## 治痧后疟方

【组成】鳖甲如法，二钱 山楂肉三钱 橘红二钱五分 贝母三钱 竹叶五十片 炙甘草七分 麦门冬去心，三钱 知母一钱五分 白茯苓二钱 干葛一钱五分 柴胡一钱

【加减】如不渴，去知母。渴甚，加石膏五钱。（《先醒斋医学广笔记·幼科》）

### 五、 外科用方

## 疔疽一切肿毒神方

【组成】生甘菊连根打碎，一两五钱 紫花地丁五钱 甘草水炙，三钱 鼠黏子炒研，一两五钱 栝楼根二钱 贝母去心，三钱 金银花五钱 白芷一钱五分 怀生地三钱 白及三钱 连翘二钱五分 五爪龙五钱，即茜草

【用法】先用夏枯草六两，河水六碗，煎三大碗，去渣，入前药，煎一碗，不拘时服。

【加减】溃后加黄芪盐水炒，五钱，麦门冬五钱，五味子一钱。（《先醒斋医学广笔记·肿毒》）

## 太乙膏方

【主治】发背。

【组成】玄参 白芷 生地 甘草 当归 血余多 大黄多（《先醒斋医学广笔记·肿毒》）

## 发背溃后服药方

【组成】人参三钱 麦门冬五钱 绵黄芪蜜炒，五钱或一两 甘草

炙，二钱　五味子蜜蒸，一钱　白芍药酒炒，三钱　金银花三钱　山药三钱，炒

【用法】水二盏，煎一盏。

【加减】难得收口，加肉桂。胃气弱，加生姜三五片，大枣三枚。（《先醒斋医学广笔记·肿毒》）

## 仙方活命饮

【主治】疔疮肿毒。

【组成】① 炙穿山甲　白芷　天花粉　炒皂角刺　当归尾　甘草　赤芍药　乳香　没药　防风　贝母各一钱　陈皮　金银花各三钱（《先醒斋医学广笔记·肿毒》）

## 治乳蛾方

【用法】用蛤蚆草（即土牛膝，叶如荔枝）捣汁，灌鼻内。右蛾灌左鼻内，左蛾灌右，一吐而愈。或急不及药，以针或芦管刺喉，令出黑血；复以蜒蚰加乌梅少许捣烂，取乱发裹箸上，涂前药，搅患处，去其腻痰则愈矣。蜒蚰不能卒办，梅雨时取贮磁瓶内，封固，久而不坏。（《先醒斋医学广笔记·肿毒》）

## 治喉癣内热方

【组成】贝母去心，三钱　鼠黏子酒炒研，二钱　玄参二钱五分　射干二钱，不辣者是　甘草二钱五分　栝楼根二钱　怀生地三钱　白僵蚕一钱，略炒研　连翘二钱　竹叶二十片

【用法】水二盏，煎八分，饥时服。（《先醒斋医学广笔记·肿毒》）

---

① 本方组成原无，据《校注妇人良方》补。

# 瘰疬丸方

**【组成】** 贝母去心，二两　天花粉一两五钱　玄参一两五钱　甘草一两五钱　斑蝥占米炒去头足，听用　肥皂二斤，每一肥皂去核，入斑蝥四个，线缚蒸，取出，去斑蝥并肥皂皮筋，净肉十两

**【用法】** 前药为末，共捣如泥，丸如梧子大。每服一钱，白滚汤吞。服后腹疼，勿虑，此药力追毒之故。（《先醒斋医学广笔记·肿毒》）

# 回蒸膏

**【主治】** 瘰疬。

**【组成】** 真芝麻油二斤　胎发四两，如无，以童男发洗净代之　穿山甲五钱　白矾飞过，一两　黄蜡四两　飞丹二两　松香六两　轻粉五钱，研　乳香　没药各五钱，另研　燕窝泥朝北者，二两，微炒　五灵脂淘净，五钱　麝香另研，五钱　密陀僧五钱

**【用法】** 将穿山甲、五灵脂煎数沸，下胎发熬溶，滤去渣，称净熟油二十四两，仍入锅内，下白矾煎二三沸，下黄蜡、黄丹煎一沸，下松香、官粉六两再煎一沸，下燕土，如沉香色，滴水成珠，住火，方下乳香、没药搅匀，少顷下轻粉，桃柳枝搅，温可入手，然后投麝香搅匀，水浸去火毒七日。用贴瘰疬，未破者软，已溃者干。内服夏枯草汤。（《先醒斋医学广笔记·肿毒》）

# 夏枯草汤

**【主治】** 瘰疬。

**【组成】** 金银花五钱　夏枯草二两　柴胡七分　贝母二钱　土茯苓白色者，二两　鼠黏子一钱，微炒　瘪虱胡麻仁二钱，微炒　酸枣仁二钱　栝楼仁二钱，略炒　陈皮一钱　皂角子一钱　白芍药酒炒，一钱　当归身二钱　粉甘草一钱　荆芥穗一钱　连翘一钱五分　何首乌五钱　漏芦二钱

【用法】水煎，食后服。(《先醒斋医学广笔记·肿毒》)

## 藻星膏

【主治】瘰疬，兼治鱼口，一切等疮。

【组成】巴豆一两，炒黄色，复以纸条点火烧之，候黑色用 海藻二钱，炒 昆布一钱，炒，产海中 天南星一钱，切碎，醋浸二日，炒 升麻五分 天花粉五分，炒

【用法】各为极细末，以香油和成稀膏，用文火熬，候烧干，入巴豆。下巴豆后，略熬退火。冬月加巴豆五钱，南星一钱。夏月减南星五分，加天花粉一钱。(《先醒斋医学广笔记·肿毒》)

## 治对口疖方

【组成】鲜茄蒂七个 鲜何首乌轻重等份

【用法】水二盅，煎八分。一服出脓，再服收口。(《先醒斋医学广笔记·秘传治痈疽诀》)

## 乳癖乳痛方

【组成】活鲫鱼一个 山药一段，如鱼长

【用法】同捣汁，敷乳上，以纸盖之，立愈。(《先醒斋医学广笔记·肿毒》)

## 治乳岩方

【组成】夏枯草、蒲公英为君，金银花、漏芦为臣，贝母、橘叶、甘菊花、雄鼠粪、连翘、白芷、紫花地丁、山慈菇、炙甘草、瓜蒌、茜根、陈皮、乳香、没药为佐使。

【用法】另用夏枯草煎浓汁丸之，服斤许而消。(《先醒斋医学广笔记·肿毒》)

## 治胁痈方

**【组成】** 金银花五钱　贝母二钱　皂角刺一钱五分　连翘一钱五分
穿山甲三钱　赤芍药三钱　白芷一钱五分　地榆五钱　甘草节一钱
当归二钱　夏枯草一两，煎汁和药复煎　鼠黏子一钱五分　紫花地丁一两
生甘菊花根二两

**【用法】** 捣汁，和药内服。(《先醒斋医学广笔记·肿毒》)

## 治下疳方

**【用法】** 用黄柏、官粉、腻粉、杏仁、珠末、冰片敷之，无不
愈者。后去腻粉、杏仁，加黄芩，更以小大蓟、地骨皮汤洗净敷
之，效更良。(《先醒斋医学广笔记·肿毒》)

## 治下疳又方

**【组成】** 蝉蜕七分　真白僵蚕紫苏叶包蜜炙，七个　杏仁七粒，去皮
尖　芭蕉根五钱，捣烂　独核肥皂仁七粒　雪里红一把，打烂　土茯苓
白色者，去皮，二两　白鲜皮一钱　牛膝二钱　黄柏一钱　木通七分　皂
荚核七粒　薏苡仁二钱　连翘一钱　汉防己酒浸，六分　甘草节一钱
石斛三钱　柴胡六分　萆薢二钱　地骨皮二钱

**【用法】** 水三大碗煎。不拘时饥则服，日三服。气虚脾弱，加
蜜炙黄芪三钱；血虚，加生地三钱。(《先醒斋医学广笔记·肿毒》)

## 极秘神方

**【主治】** 一切极痛下疳。
**【组成】** 鲜小蓟　鲜地骨皮各五两
**【用法】** 煎浓汁浸之，不三四日即愈。(《先醒斋医学广笔记·
肿毒》)

# 黑地黄丸

【主治】痔疮出血过多。

【组成】怀生地一斤，酒洗净，用水煮，连汁磨为末，重汤熬成膏，听用 茅山苍术一斤，切片，用真麻油浸一日夜，去油，晒干为末 北五味半斤，晒干为末 炒黑干姜净末，八钱

【用法】用黑枣肉半斤去皮，入前药捣丸，空心白汤，每服三钱。(《先醒斋医学广笔记·肿毒》)

# 治下部火丹煎方

【组成】牛膝三钱 木瓜二钱 石斛三钱 生地五钱 连翘三钱 黄柏二钱 甘草一钱 金银花五钱 地榆三钱 茜草三钱 赤芍药二钱

【用法】水煎服。(《先醒斋医学广笔记·肿毒》)

# 治鹤膝风方

【组成】乳香 没药各一钱五分 地骨皮三钱 无名异五钱 麝香一分

【用法】各为末，用车前草捣汁，入老酒少许，调敷患处。(《先醒斋医学广笔记·肿毒》)

# 治足趾疔毒方

【组成】生甘菊一两五钱 紫花地丁八钱 金银花藤一两 穿山甲三片，土炒研细 木瓜二钱 牛膝五钱 薏苡一两 生地五钱 连翘三钱 白及三钱 夏枯草六两 (《先醒斋医学广笔记·肿毒》)

# 甘桔汤

【主治】水银毒入腹未深，腹不痛，虽胀满未坚，犹未及心。

【组成】甘草 桔梗 麦门冬各一两

【用法】急用黑铅斤余，分作百余块，加大剂甘桔汤料，金银花、粉草各用四五两，水二三十碗，锅内浓煎，先取三四碗，入汤注中徐灌之，任其自流，逾时舌渐转动，口亦漱净，即令恣饮数盏。另取渣再煎，连前浓汁，频灌手足。（《先醒斋医学广笔记·肿毒》）

## 治霉疮方

【组成】猪胰脂二两　金银花二钱　皂角刺一钱　芭蕉根一两　雪里红五钱　五加皮二钱　土茯苓白色者，二两　皂荚子七粒，打碎　独核肥皂仁七粒，切片　白僵蚕炙，七分　木瓜一钱　白鲜皮一钱　蝉蜕一钱

【加减】年久力衰者，加薏苡仁五钱、甘草节二钱、绵黄芪三钱、怀生地二钱、人参二钱。久不愈，加胡黄连三钱、胡麻仁二钱、全蝎七枚。

【用法】水三大碗，煎一碗，不拘时，饥则服。（《先醒斋医学广笔记·肿毒》）

## 治结毒方

【组成】独核肥皂仁七粒　千年矮即雪里红，一两　皂荚子七粒　甘草节一钱五分　木瓜一钱五分　蝉蜕一钱　青木香一钱　土茯苓白色者，二两　绵黄芪盐水炒，三钱　白僵蚕蜜炙炒研，七分　瘪虱胡麻仁炒研，三钱　白芷一钱　何首乌三钱　金银花三钱　连翘一钱

【用法】水三大碗，煎一碗，不拘时，饥则服。（《先醒斋医学广笔记·肿毒》）

## 治结毒洗方

【组成】五倍子四两　地骨皮四两　皮硝五钱　甘草二两　苦参四两　葱头十个

【用法】河水煎浓汤一锅，于无风处乘热蘸，日浴三次。浴时先吃饱，或服煎药一帖。

【使用注意】忌食茶、醋、牛肉、麸、河鲀、火酒。(《先醒斋医学广笔记·肿毒》)

## 治结毒浸酒方

【组成】防风　当归　羌活　白芷　白鲜皮　五加皮　苍术　牛膝各二两　荆芥　薏苡　蔓荆子　木瓜　白蒺藜去刺，各一两　生地黄三两　乌梢蛇出吴江尹山方额者佳，一尾　好酒十斤

【用法】浸煮三炷香，卧时服丸亦可。(《先醒斋医学广笔记·肿毒》)

## 金疮止血方

【组成】真番降香紫糖色者真，切如豆大，炒略焦，研，再炒　五味子一两

【用法】二味共研，敷上。(《先醒斋医学广笔记·杂证》)

## 治疝气痛方

【组成】六味地黄丸加北五味三两　肉桂二两，味甘者真　枸杞子去蒂，四两　车前子米泔浸蒸，三两

【用法】将糯米一斗炊饭，乘热下白酒药，并前药料和匀，如常制白酒法，三两日后浆来，用上好镜面烧酒五十斤，连酒浆并糟入大瓮内，泥封固，一月开，去糟滤清，酒味甘香异常。空心或饥时随量饮，饮多不渴。(《先醒斋医学广笔记·杂证》)

# 第三章

# 医案辑录

## 一、外感医案

### 瘟疫

史鹤亭太史，丁亥春患瘟疫，头痛，身热，口渴，吐白沫，昼夜不休。医师误谓太史初罢官归，妄投解郁行气药不效；又投以四物汤，益甚。诸医谢去，谓公必死。遣使迎仲淳至，病二十余日矣，家人具以前方告。仲淳曰：误也。瘟疫者，非时不正伤寒之谓，发于春故谓瘟疫。不解表，又不下，使热邪弥留肠胃间，幸元气未尽，故不死。亟索淡豆豉约二合许，炒香，麦门冬两许，知母数钱，石膏两许，一剂大汗而解。时大便尚未通，太史问故。仲淳曰：昨汗如雨，邪尽矣。第久病津液未回，故大便不通，此肠胃燥，非有邪也。令日食甘蔗二三株，兼多饮麦门冬汤。不三日，去燥粪六十余块而愈。（《先醒斋医学广笔记·寒》）

### 阳明病

#### 案一

章衡阳铨部患热病，病在阳明，头痛壮热，渴甚且呕，鼻干燥，不得眠，诊其脉洪大而实。仲淳故问医师，医师曰：阳明证也。曰：然。问所投药，曰：葛根汤。仲淳曰：非也。曰：葛根汤非阳明经药乎？曰：阳明之药，表剂有二，一为葛根汤，一为白虎汤。不呕吐而解表，用葛根汤。今吐甚，是阳明之气逆升也，葛根升散，故用之不宜。白虎汤（硬石膏、知母、甘草）加麦门冬、竹叶,名竹叶石膏汤。石膏辛能解肌,镇坠能下胃家痰热,肌解热散则不呕,而烦躁壮热皆解矣。遂用大剂竹叶石膏汤疏方与之,且戒其仲君曰:虏荆非六十万人不可,李信二十万则奔还矣。临别去,嘱曰:斯时投药,五鼓瘥;天明投药,朝餐瘥,已而果然。或谓呕甚不用半夏,何也?仲淳曰:半夏有三禁,渴家、汗家、血家是也。病人渴甚而呕,是阳明热邪炽甚,劫其津液,故渴;邪火上升,故呕。半夏辛苦温而燥,有毒,定非所宜。又疑其不用甘草何也?曰:呕家忌甘,仲景法也。(《先醒斋医学广笔记·寒》)

**案二**

于润父夫人娠九月,患伤寒阳明证,头疼,壮热,渴甚,舌上黑苔有刺,势甚危。仲淳投竹叶石膏汤,索白药子(医马病者)不得,即以井底泥涂脐上,干则易之。一日夜尽石膏十五两五钱,病瘳。越六日,产一女,母子并无恙。(《先醒斋医学广笔记·寒》)

## 伤 寒

存之一家人妇伤寒,来乞方,仲淳已疏方与之矣。见其人少年,问曰:若曾病此乎?曰:然。曰:愈几日而妻病?曰:八九日。曰:曾有房欲否?曰:无之。仲淳故曰:若有房欲,此方能杀人也。其人即置方不取。遂以裤裆、雄鼠粪、麦冬、韭白、柴胡,二剂势定;更用竹皮汤,二三剂痊愈。(《先醒斋医学广笔记·寒》)

### 热入血室

张太学璇浦内人,患热入血室,发狂欲杀人。白下医以伤寒治之,煎药未服,陈锡玄邀仲淳往诊。仲淳云:误矣。覆其药,投一剂而安。先与童便,继与凉血行血、安心神药,遂定。(《先醒斋医学广笔记·寒》)

### 伤寒洞泄

四明虞吉卿,因三十外出诊,不忌猪肉,兼之好饮,作泄八载矣。忽患伤寒，头痛如裂，满面发赤，舌生黑苔，烦躁口渴，时发谵语，两眼不合者七日，洞泄如注，较前益无度。其尊人虞仰韶年八十二矣，客寓庄敛之处，方得长郎凶问，怀抱甚恶，膝下止此一子，坐待其毙，肠为寸裂。敛之问余曰：此兄不禄，仰韶必继之。即不死，八十二老人，挟重赀而听其扶榇东归，余心安乎？万一有此，惟有亲至鄞耳！余闻其语，为之恻然。急往诊，其脉洪大而数。为疏竹叶石膏汤方，因其有腹泻之病，石膏止用一两，病初不减。

此兄素不谨良，一友疑其虚也，云宜用肉桂、附子。敛之以其言来告，余曰：诚有是理，但余前者按脉，似非此证，岂不数日脉顿变耶？复往视其脉，仍洪大而数。余曰：此时一投桂、附，即发狂登屋，必不救矣。一照前方，但加石膏至二两。敛之曰：得毋与泄泻有妨乎？余曰：热邪作祟，此客病也，不治立殆。渠泄泻已八年，非暴病也。治病须先太甚，急治其邪，徐并其夙恙除之。急进一剂，夜卧遂安，即省人事；再剂而前恶证顿去；不数剂霍然，但泻未止耳。余为疏脾肾双补丸方，更加黄连、干葛、升麻，以痧痢法治之。不一月，泻竟止，八载沉疴，一旦若失。仰韶耄矣，别余归老，拜谢垂涕，谓父子得以生还，皆余赐也。（《先醒斋医学广笔记·寒》）

## 伤寒头痛

应敛之一庄仆，因受寒发热，头痛如裂，两目俱痛，浑身骨内疼痛，下元尤甚，状如刀割，不可堪忍，口渴甚，大便日解一次，胸膈饱胀，不得眠，已待毙矣。敛之以其证来告，为疏一方：干葛三钱，石膏一两半，麦门冬八钱，知母三钱半，羌活二钱半，大瓜蒌半个，连子打碎，枳壳一钱，桔梗一钱，竹叶一百片，河水煎服，四剂而平。此太阳阳明病也，贫人素多作劳，故下体疼痛尤甚。以羌活去太阳之邪，石膏、竹叶、干葛、知母、麦门冬解阳明之热，瓜蒌、枳壳、桔梗疏利胸膈之留邪，故遂愈。（《先醒斋医学

广笔记·寒》)

## 伤寒下血

一奴伤寒，热解后复下血不止。主人以痢药投之，更甚。仲淳云：此伤寒失汗之余症也。用地榆、麦门冬、知母、竹叶以代仲景诸血证药，遂愈。(《先醒斋医学广笔记·寒》)

## 百合病

常熟吴见，吴在京邸时，有小青衣患伤寒，愈而复，复而愈，愈而再复，不知其几。赵文肃公谓仲淳曰：此非兄不能救，他人亦不肯往。仲淳亟驰诊之：病人面色黄白，六脉微弱，大便不通，胸中不快，亦不思食。曰：此为伤寒百合坏证之余邪且退矣。胸中不快，虚而气壅，非实邪也；不大便者，久病津液枯，气弱不能送也。投以人参五钱，麦门冬两许，炒枳壳八钱，尽剂立解而瘥。(《先醒斋医学广笔记·寒》)

## 伤寒劳复

庄敛之一仆，因伤寒后劳复，发热头痛，腹内作泻，势甚危急。余为疏方：山栀仁四钱，枳实二钱，豆豉一两，川黄连二钱，干葛三钱，调六一散五钱服。二剂热退泻止，头痛亦愈。但不思饮食，为去山栀、枳实、黄连，加鳖甲四钱，炙甘草二钱半，麦门冬五钱，不数剂而愈。(《先醒斋医学广笔记·寒》)

## 感 冒

梁溪一男子素虚，春中感冒，头痛，肌痛，发热。羌活二钱，麦门冬三钱，炙甘草一钱，紫苏一钱五分，北细辛七分，前胡一钱五分。次日，头痛止，热未退，口渴。仲淳用芍药、五味子。人曰：风邪未退，遽用酸敛，何也？曰：因人而施尔！一帖即愈。麦门冬三钱，甘草一钱，栝楼根二钱五分，干葛一钱五分，桑白皮三钱，桔梗一钱，白芍药一钱，五味子五分。（《先醒斋医学广笔记·寒》）

# 伤 暑

### 案一

高存之次郎，童时，夏月身热十昼夜，止饮白汤。诸医汗之不解，以麻仁丸下之，热如故。惶急中，仲淳忽至，诊曰：此伤暑也。白虎汤是其本方，因误汗，下虚甚，加人参三钱。一剂微汗瞑眩，少顷热解。更疏一方，防其疟、痢，仍用人参二钱，兼健脾、清暑、导滞之剂。未几疟作，如方饮之，疟止痢又作。存之不得已，于生脉散中加益元散饮之，儿尪羸甚，诸医曰：数日后死矣。举家惶急，禳祷纷纭。仲淳复自松陵来，存之语之故。仲淳曰：生脉、益元散得之矣。不诊而谛视儿，问糜甘否？曰：甘。大呼曰：病去矣。存之且喜且讶，儿旦夕虞不保，兄言何易也？仲淳曰：视儿目光炯炯，且饮食味甘，是精神已旺，胃气转矣。寻果脱然起。（《先醒斋医学广笔记·暑》）

### 案二

任丘裴在涧弃家逃禅，持戒茹素，遍游五岳，足迹几满天下。偶客金坛，寓西禅寺僧舍，酷暑中坐卧小楼，日持准提咒三千，念佛号三万。忽患头痛如斧劈，身热发躁，口干，日饮冷水斗余，渴犹未解，自分必死。庄敛之怜其旅病，时过视疾。一日，急走苍头召敛之永诀，以所携书画玩器尽授敛之，泣而言曰：兄其为我收藏，吾死后，切勿用世俗礼葬我，惟以两缸盛吾尸其中，以三尺地埋之耳！敛之涕泗填胸，束手无策。余此时游梁溪阳羡间，敛之命余仆克勤相追归，视其脉知系受暑，为疏竹叶石膏汤方。敛之如方制药，躬为煎服。不二剂，发热、口渴俱止，几十剂，病始退，旋加健脾药十余帖而安。（《先醒斋医学广笔记·暑》）

# 疟 疾

## 案一

时淳年十七，时为疟所苦，凡汤液丸饮巫祝靡不备尝，终无救于病。遍检方书，乃知疟之为病，暑邪所致也。经曰：夏伤于暑，秋必痎疟。遂从暑治，不旬日瘳。后数以意消息，散邪之外专养胃气，痰多者消痰，气虚者补气，血虚者益血；又分脏腑经络，各从其类以施向导。即经年不愈者，竟霍然起矣。（《先醒斋医学广笔记·疟》）

## 案二

沈少卿中丞，请告时苦疟。仲淳往诊之，惫甚。曰：再一发死矣，先生何方立止之？仲淳曰：何言之易也。书三方作五剂，一日夜饮尽，次早疟止。先二剂清暑，用大剂竹叶石膏汤加桂枝，以其渴而多汗也。次二剂健脾去积滞，用橘红、白豆蔻、白术、茯苓、谷蘖①、乌梅、白扁豆、山楂、麦芽。最后一剂，人参、生姜皮各一两，水煎，露一宿，五更温服，尽剂而效。（《先醒斋医学广笔记·疟》）

## 案三

顾伯钦患疟，仲淳之门人疏方，以白虎汤加人参一两。一庸工云：岂有用参至两数者乎？改用清脾饮，二十余剂而疟不止，体尪弱。仲淳至，笑曰：此虚甚，非参不可，吾徒不谬也。投以大剂参、芪，一剂而瘥。

人参一两　黄芪蜜炙，一两　知母蜜炙，五钱　陈皮二钱　干葛二钱

甘草八分　石膏五钱（《先醒斋医学广笔记·疟》）

## 案四

庄敛之妾患疟，寒少热甚，汗少，头痛，不嗜饮食。余为诊，脉洪数而实。用麦门冬五钱，知母三钱五分，石膏一两五钱，竹叶六十片，粳米一撮，橘红二钱，牛膝一两，干葛三钱　白茯苓三

---

① 谷蘖：即谷芽。

钱，白扁豆三钱。三剂不应。

忽一日，凡寒热者再，昏迷沉困，不省人事，势甚危急。敛之过余云：恐是虚脱，前方石膏、知母、竹叶似近寒凉，非其治也。余亦心疑，为去石膏等，而加人参二钱。已别矣，余追想前脉的非属虚，急令人往嘱，令其将参煎好，勿轻与服，待按脉加斟酌焉。次早往视其脉，洪数如初，急止人参勿服，惟仍用前方而加石膏至二两，何首乌五钱，令其日进二剂，疟遂止。（《先醒斋医学广笔记·疟》）

**案五**

庄敛之前患疟妾，越一载，忽头痛如裂，心内杂乱不清，喉作痛，失音，舌破，咳嗽有痰，胸膈饱胀，恶心不思饮食，如此者四日矣。日渐增剧，陡发寒热如疟状，寒少热多，热后频出汗方解。平时有心口痛证，并作下元无力如脚气状。敛之疑为伤寒。余曰：此受暑之证，即前年所患疟而势加剧耳，法当先去其标。

令以石膏二两，麦门冬五钱，知母三钱，橘红二钱半，牛膝五钱，鳖甲四钱，竹叶一百五十片，贝母三钱，栝楼根三钱，河水煎服。

三四剂心内清，头疼、喉痛、失音、舌破、饱胀、寒热俱愈，但恶心不思食如故，而心口痛、下元无力不减。

余为去石膏、知母、竹叶、鳖甲、贝母、栝楼根，而加延胡索二钱，五灵脂七分，生蒲黄一钱五分，薏苡仁八钱，木瓜二钱，石斛三钱，白扁豆三钱，白芍药三钱，竹茹二钱，枇杷叶三大片，炙甘草四分，几十剂而愈。（《先醒斋医学广笔记·疟》）

# 胎 疟

高存之甥女嫁后，患胎疟久不止，仲淳云：病在阴分。以人参五钱，牛膝一两，兼健脾清暑，一剂而止。章衡阳子室患疟后失音，寒热愈甚，急告仲淳。仲淳云：此必疟时不遇明眼人，妄投半夏故也。投以大剂麦门冬、白茯苓、炙甘草、鳖甲、知母、贝母。数剂瘳。（《先醒斋医学广笔记·疟》）

## 停食发疟

梁溪王兴甫，偶食牛肉，觉不快，后遂发疟，饮食渐减，至食不下咽，已而水饮亦不下，白汤过喉间，呕出作碧色，药不受，小便一滴如赤茶，大便闭。诸医束手。仲淳忽至，视之，令仰卧，以指按至心口下偏右，大叫，因询得其由。用丸药一服，至喉辄不呕，水道渐通，次日下黑物数块如铁丸。药用矾红和平胃散作末，枣肉和丸，白汤下三钱，其病如失。再以人参五钱，麦门冬五钱，橘红三钱，白芍药三钱，水煎服，四日起。（《先醒斋医学广笔记·疟》）

## 二、内科医案

## 中　风

凡言中风，有真假内外之别，差之毫厘，谬以千里。何者？西北土地高寒，风气刚猛，真气空虚之人猝为所中，中脏者死，中腑者成废人，中经络者可调理而瘳。治之之道，先以解散风邪为急，次则补养气血。此真中外来风邪之候也。其药以小续命汤，桂枝、麻黄、生熟附子、羌独活、防风、白芷、南星、甘草之属为本。若大江以南之东西两浙、七闽、百粤、两川、滇南、鬼方，荆、扬、梁三州之域，天地之风气既殊，人之所禀亦异。其地绝无刚猛之风，而多湿热之气。质多柔脆，往往多热多痰。真阴既亏，内热弥甚，煎熬津液，凝结为痰，壅塞气道，不得通利，热极生风，亦致猝然僵扑类中风证。

或不省人事，或言语謇涩，或口眼歪斜，或半身不遂。其将发也，外必先显内热之候，或口干舌苦，或大便闭涩，小便短赤，此其验也。刘河间所谓此证全是将息失宜，水不制火。丹溪所谓湿热相火，中痰中气是也。此即内虚暗风，确系阴阳两虚，而阴虚者为多，与外来风邪迥别。法当清热、顺气、开痰以救其标；次当治本，阴虚则益血，阳虚则补气，气血两虚则气血兼补，久以持之。

设若误用治真中风药，如前种种风燥之剂，则轻变为重，重则必死。祸福反掌，不可不察也。初清热则天门冬、麦门冬、甘菊花、白芍药、白茯苓、栝楼根、童便；顺气则紫苏子、枇杷叶、橘红、郁金；开痰则贝母、白芥子、竹沥、荆沥、栝楼仁。次治本，益阴则天门冬、甘菊花、怀生地、当归身、白芍药、枸杞子、麦门冬、五味子、牛膝、人乳、白胶、黄柏、白蒺藜之属；补阳则人参、黄芪、鹿茸、大枣。

**案一**

乙卯春正月三日，予①忽患口角歪斜，右目及右耳根俱痛，右颊浮肿。仲淳曰：此内热生风及痰也。治痰先清火，清火先养阴，最忌燥剂。

真苏子三钱　广橘红三钱　栝楼根三钱　贝母四钱　天门冬三钱　麦门冬五钱　白芍药四钱　甘草七分　鲜沙参三钱　明天麻一钱　甘菊花三钱　连翘二钱

河水二盅半，煎一盅，加竹沥、童便各一杯，霞天膏四五钱。饥时服，日二剂。

初四至初九日，加怀生地黄三钱；初十，加牛膝四钱，黄柏二钱；十三日，去连翘，加石斛三钱五分，五味子七分，白扁豆二钱，干葛八分；十八日，去连翘、天麻、干葛、白扁豆，加莲肉四十粒。

正月廿二日定方：初日进二剂，后每日一剂。

天门冬三钱　麦门冬五钱　生地黄五钱　白芍药四钱　牛膝酒蒸五钱　炙甘草一钱　贝母二钱　栝楼根二钱　莲肉四十粒　酸枣仁六钱　真苏子二钱　黄柏一钱五分　甘菊花二钱五分　鲜沙参三钱　广橘红二钱　五味子八分

河水三盅，煎一盅，饥时服。

二月十二日定方：

天门冬三钱　麦门冬五钱　真苏子二钱五分　广橘红二钱五分　白

---

① 予：指缪希雍友人丁长儒。

茯苓三钱 贝母三钱 黄柏一钱五分 栝楼根二钱 五味子七分 鲜沙
参三钱 玄参二钱 甘菊花二钱五分 甘草一钱五分 酸枣仁五钱 生
地黄四钱 白芍药四钱 牛膝五钱 莲肉六十粒

十日后，去栝楼根。三月廿八日，去玄参，加石斛三钱。至五
月尽，病始痊愈。前方中曾加参二钱，服二剂，反觉浮火上升，即
去之。

丸方：胡麻仁三斤，即黑芝麻 桑叶酒拌蒸晒，三斤 何首乌三斤，
九蒸九晒，人乳拌至一倍、两倍 苍术二斤，米泔浸，洗净，刮去皮，拌黑豆
蒸，又拌蜜酒蒸，又拌人乳蒸，凡三次，蒸时须烘晒极干，气方透 牛膝如
法，二斤 甘菊花二斤 怀生地三斤 天门冬去心，酒蒸，二斤 柏子
仁二斤 黄柏一斤 枸杞子二斤

又丸方：先时合成，病中仲淳以为可服，日进两许，百日后方
易前丸。

人参去芦，人乳浸，饭上蒸，切片烘干，十两 五味子去枯者，打碎，
蜜蒸烘干，十两 山茱萸肉八两 沙苑蒺藜一半炒为末，一半打糊和药，
十二两 川巴戟天如法去骨，以甘菊花、枸杞子同酒浸，蒸晒干，八两 莲
须金黄色者良，六两 枸杞子去枯者及蒂，人乳润过，烘干，十二两 川牛
膝去芦，酒蒸，十两 天门冬六两 莲肉去心，每粒分作五六块，瓦器内炒
焦黄，忌铁，十二两 白茯苓如法人乳拌晒，八两 黄柏蜜炙，四两 砂
仁炒，二两 怀生地十二两 鹿角霜酥拌炒，研如飞面，十二两 鹿茸六
两，火燎去毛，切片，酥炙 菟丝子末八两 加甘菊花六两

炼蜜，同蒺藜糊和丸如梧子大。每六钱，空心饥时各一服，淡
盐汤吞。(《先醒斋医学广笔记·中风》)

**案二**

王宇泰治臧位宇气虚痰多，脾胃有湿，晚年半身不遂，神效。

人参一斤 半夏曲二斤，姜汁、竹沥制 白术半斤 牛膝一斤 天
门冬一斤 怀生地一斤

用长流水煎成膏，再入鹿角胶一斤，虎骨胶一斤，霞天胶一
斤，河间府梨膏一斤，炼蜜二斤。各制膏和匀，重汤煮一日夜，出
火气。每空心临卧取半酒杯，以竹沥、梨汁各二杯，人乳、桑沥各

一杯，和匀，重汤炖热，调服。(《先醒斋医学广笔记·中风》)

## 痢　疾

### 案一

黄聚川年兄太夫人，年八十余，偶患痢，胸膈胀，绝粒数日。予以升麻、人参、黄连、莲肉方授之，参至一两，诸子骇甚，再问予。予曰：迟则不救矣。一剂啜粥，再剂腹中响，泄痢即止。今年九十余尚健也。(《先醒斋医学广笔记·痢》)

### 案二

家弟稚端幼病痢甚，日夜数十次，服数剂即愈。

人参三钱　吴茱萸滚汤泡七次，一钱　川黄连姜汁炒，一钱

后二味饭锅上蒸，水煎至八分，温服。如不受，以药一匙，间米汤一匙，渐渐饮之，胃气渐复。如头痛发热，煎方中加寒水石六钱，即硬石膏，干葛一钱，别调六一散四钱，冷水服。(《先醒斋医学广笔记·痢》)

### 案三

庚子秋，华氏妹归宁，忽痢，日夜几百行，身热发呕，一呕数十声不绝。吴医争欲下之，且曰：补即死矣。时仲淳以先王母病留湖滨，怜其促治后事甚亟，曰：既已知危，何不以药试之？服如金丸，因思饮。予固守仲淳前方，以人参五钱、炒黄连、白扁豆、升麻、滑石、炙甘草、橘红，再进如金丸。二剂势稍定，更数服愈。华水部至今感服。(《先醒斋医学广笔记·痢》)

## 滞　下

凡治滞下，与大肠滑泄自利不止不同。滑泄自利不止有可涩之道，故古人有间用罂粟壳及诃梨勒以止其滑泄。若夫滞下，本属湿热涩滞不行，法宜疏利，药忌兜涩。大肠者，肺之腑也。大肠既有湿热留滞，则肺家亦必有热。肺乃华盖之脏。经曰：脾气散精，上归于肺，通调水道，下输膀胱。是肺气喜通利，恶闭涩，故古人药

性中每云利肺气，其意概可见已。倘误用罂粟壳、诃梨勒，使湿热无所宣泄，肺气不得下行，非惟滞下增剧，湿热熏蒸，上干乎肺，则胀闷气逆、不得眠、不思食诸症至矣。又有久嗽不愈，缘于肺虚有火，法当清肺润肺，忌用涩燥闭气之药。设若误用粟壳、诃子，俾火壅于肺，不得下降，若兼参、术、半夏，即死不旋踵矣。世医往往蹈此覆辙相寻，卒无悟者。聊为论著，敢告方来。

### 案一

友人虞元静房中人方孕，五月患滞下，腹痛日不下数次。为定此方，甫服一盏，觉药行至腹，即解一次，痛亦随已，滞下痊愈。

川黄连四钱　白芍药三钱　黄芩三钱　白扁豆二钱　莲肉四十粒橘红一钱半　枳壳三钱　红曲二钱　干葛一钱半　升麻五分　炙甘草一钱　乌梅肉一枚（《先醒斋医学广笔记·痢》）

### 案二

一少年贵介，暑月出外，饮食失宜，兼以暑热，遂患滞下。途次无药，病偶自止。归家腹痛不已，遍尝诸医之药，药入口，痛愈甚，亦不思食。仲淳视之曰：此湿热尔。其父曰：医亦以湿热治之而转剧。仲淳曰：投何药？曰：苍术、黄连、厚朴、枳壳、陈皮等。仲淳曰：误也。术性温而燥，善闭气，故滞下家忌之。郎君阴虚人也，尤非所宜。更以滑石一两为细末，以牡丹皮汁煮之，别以白芍药酒炒，五钱，炙甘草二钱，炒黑干姜五分，水煎，调滑石末服之。须臾小便如注，痛立止。（《先醒斋医学广笔记·痢》）

### 案三

秦公蕃病痢，医误投涩剂，一服痢止，湿热无自而出，遍攻肢体骨节间，以致项强，目赤，肩、臂、腕、膝、足、胫俱发肿，痛甚不能转侧。仲淳疏方寄之，用白芍药、石斛、牛膝、木瓜、黄柏、薏苡仁、炙甘草、车前子、茯苓。痛虽止，尚不能转侧，更用蒺藜、菊花、何首乌、胡麻、黄柏、炙甘草。复逾年愈。其始病时，一医稍投参、术，痛极欲死。此系木证，阴虚有火，又加湿热暑湿交攻，故现此证，名痢风。阴虚火多，故不受补，又不宜燥，惟微寒清平之剂调之，久之自愈。（《先醒斋医学广笔记·痢》）

## 痢疾下血

### 案一

陈赤石督学，因校士过劳感暑，遂滞下纯血，医皆难之。陈刺史曰：此非缪仲淳莫能疗也。使者旁午，得之吴门，一日夜驰至武林。仲淳诊得其所由，遂用人参五钱，升麻七分，炙甘草一钱五分，乌梅二枚，红曲一钱五分，川黄连三钱，白芍药二钱，莲肉四十粒，煎调滑石末五钱。二剂而愈。督学曰：痢止矣，心摇摇不能阅卷，奈何？仲淳曰：此劳心太过，暑因客之故尔。加竹叶、干葛、酸枣仁，一剂遂平。(《先醒斋医学广笔记·痢》)

### 案二

姚公远幼子病痢，一医误下之，遂下纯血，气喘身热，不思食。仲淳偶至，亟以人参四五钱、石莲子、白芍药、升麻、橘红、草石蚕、白扁豆、滑石末、炙甘草，投以一剂，喘平血止，又数剂痢止。仲淳临别嘱公远曰：儿百日内不出痘则生，以下多元气未复故也。未几即痘，果殇。(《先醒斋医学广笔记·痢》)·

## 泄　泻

### 案一

无锡秦公安患中气虚不能食，食亦难化，时作泄，胸膈不宽，一医误投枳壳、青皮等破气药，下利完谷不化，面色黯白。仲淳用人参四钱，白术二钱，橘红钱许，干姜泡，七分，甘草炙，一钱，大枣，肉豆蔻，四五剂渐愈，后加参至两许痊愈。三年后病寒热不思食，他医以前病因参得愈，仍投以参，病转剧。仲淳至曰：此阴虚也，不宜参。乃用麦门冬、五味子、牛膝、枸杞、芍药、茯苓、石斛、酸枣仁、鳖甲等十余剂愈。(《先醒斋医学广笔记·泄泻》)

### 案二

庄敛之平日素壮，食善啖。丁巳四月，忽患泄泻，凡一应药粥蔬菜入喉觉如针刺，下咽即辣，因而满腹绞辣，随觉腹中有气先从左升，次即右升，氤氲遍腹，即欲如厕，弹响大泄，粪门恍如火灼，一阵甫毕，一阵继之，更番转厕，逾时方得，离厕谛视，所泄俱清水，盈器白脂上浮，药粥及蔬菜俱不化而出，甚至梦中大遗，了不收摄。诸医或云停滞，或云受暑，或云中寒，百药杂投，竟如沃石。约月余，大肉尽脱，束手待毙。敛之有孀母，朝夕相视，哀号呼天，恨不以身代也。

余于仲夏末偶过金坛，诊其脉洪大而数，知其为火热所生病，为疏一方，用川黄连三钱，白芍药五钱，橘红二钱，车前子三钱，白扁豆三钱，白茯苓三钱，石斛三钱，炙甘草一钱。嘱其煎成将井水澄冷，加童便一杯始服。临别再三叮咛云：此方勿出以示人，恐时师见之，大笑不已也。若为躯命计，须坚信服之耳。敛之却众医，下键煎服。药方入喉，恍如饮薄荷汁，隐隐沁入心脾，腹中似别成一清凉世界。甫一剂，夜卧达旦，洞泻顿止；连服三剂，大便已实。前泄时药粥等物，凡温者下咽，腹中遂觉气升，即欲大解，一切俱以冷进方快，家人日以为常；至是啜之，觉恶心畏冷，旋易以温，始相安。

余曰：此火退之征也。前方加人参二钱半，莲肉四十粒，红曲一钱五分，黄芪三钱，升麻五分，黄连减半。五六剂后，余将返长兴，敛之持方求余加减。余曰：此已试效，方宜固守多服，但去升麻可耳。越月余，余再过金坛，敛之频蹙向余曰：自先生去后，守方煎服，几三十余剂矣。今泻久止而脾气困顿，不知饥饱，且稍饮茶汤，觉肠满急胀，如欲寸裂，奈何？余曰：大泻之后，是下多亡阴也，法宜用补。倘此时轻听盲师，妄用香燥诸药，取快暂时，元气受伤，必致变成蛊胀，即不救矣。

复为疏一丸方：人参五两，白芍药六两，炙甘草一两，五味子六两，绵黄芪五两，山茱萸肉五两，怀山药五两，熟地黄八两，牛膝六两，紫河车二具，蜜丸。空心饥时各一服，而日令进前汤液方。敛之相信甚力，坚守二方，服几三年，脾胃始知饥而嗜食，四体亦渐丰矣。敛之恒对余言，每遇脾胃不和时，或作泻，觉腹中有火，则用黄连，否则去之，一照余方修治煎服，泄遂止而脾顿醒。

迄今以余所疏方俨如重宝，十袭珍藏，谓余不啻起死而生之也。

其病初平后，余劝其绝欲年余。敛之因出妾，得尽发家人私谋，乃知向之暴泄由中巴豆毒。本草中巴豆毒用黄连、冷水解之。余用大剂黄连澄冷方服，正为对治。向使如俗医所疑停滞、受寒、中暑法治之，何啻千里？即信为是火，而时师所投黄连，不过七八分至钱许止矣。况一月之泻，未有不疑为虚寒者，用黄连至四钱，此俗医所必不解也。向余嘱其勿出以示人，为是故耳！始知察脉施治，贵在合法，神而明之，存乎其人耳。

余治敛之泻止后，恐其元气下陷，急宜升举，用升麻以提之。初不知其为中毒也，乃因用升麻太早，致浊气混于上焦，胸中时觉似辣非辣，似嘈非嘈，迷闷之状，不可名状。有时滴酒入腹，或啖一切果物稍辛温者，更冤苦不胜。庄一生知其故，曰：此病在上焦，汤液入口即下注，恐未易奏功，宜以嚼化丸治之。用贝母五钱，苦参一两，真龙脑薄荷叶二钱，沉香四钱，人参五钱。为极细末，蜜丸如弹子大，午食后、临卧时各嚼化一丸。甫四丸，胸中恍如有物推下，三年所苦，一朝若失。（《先醒斋医学广笔记·泄泻》）

## 大瘕泄

梁溪一女人，茹素，患内热，每食肠鸣，清晨大瘕泄。脾胃双补丸内去肉豆蔻，以白芍药代之，外加白扁豆十二两，立愈。（《先醒斋医学广笔记·泄泻》）

## 泄后腹胀

从妹患泄后虚弱，腹胀不食，季父延诸医疗之。予偶问疾，见其用二陈汤及枳壳、山楂等味。予曰：请一看病者。见其向内卧眠，两手置一处，不复动。曰：元气虚甚矣，法宜用理中汤。恐食积未尽，进以人参三钱，橘红二钱，加姜汁、竹沥数匙。夜半思粥，神思顿活。季父大喜，尽谢诸医。再以六君子汤加山楂肉、砂仁、麦门冬调理之，数剂立起。（《先醒斋医学广笔记·泄泻》）

## 大便燥结

唐震山年七十余，大便燥结，胸中作闷。仲淳曰：此血液枯槁之候。用大肉苁蓉三两，白酒浸洗去鳞甲，切片，白汤三碗，煎一碗，顿饮。饮竟，大便通，胸中快然。偶一医问疾，曰：此劫药也。当调补脾胃为主。易以白术、厚朴、茯苓、陈皮，病如故。唐翁曰：误矣。仍饮前药，立解。高存之闻而叩其故，仲淳曰：肉苁蓉峻补精血，骤用之反动大便，药性载甚明也。(《先醒斋医学广笔记·泄泻》)

## 顽痰积血

赵太学文度，顽痰积血，仲淳以霞天膏加化痰消瘀之剂，治之而愈。(《先醒斋医学广笔记·脾胃》)

## 中满蛊胀

沈孝通观察，中年无子，患中满蛊胀，势孔棘，静养郭外小园中，然独坐独宿，食淡者五年。归脾汤、六味地黄丸，朝暮间服不辍，连举二子。(《先醒斋医学广笔记·脾胃》)

## 瘀血发黄

施灵修乃兄，七年前曾患疝症，服草药愈。后复发，坐多气多劳，故草药不效。服田螺，发胀，一日夜大作寒热，因发渴，小便如油，眼目黄且赤，手足黄紫。仲淳以瘀血发黄，服后药，大小便通，黄及渴俱减。

橘红一钱五分　红曲炒研，二钱　山楂肉五钱　郁金汁十五匙　薏苡六钱　木瓜忌铁，三钱　牛膝去芦，酒蒸五钱五分　麦门冬去心，五钱　车前子二钱五分　赤茯苓三钱　川通草五分　白芍药酒炒，四钱　竹茹二钱

河水二盅，煎八分，饥时服。三日后加人参三钱。(《先醒斋医学广笔记·脾胃》)

## 癥 瘕

孙俟居比部，病腹中若有癥瘕，不食不眠，烦懑身热。仲淳投以人参、芍药、茯苓、麦门冬、木通、枣仁、石斛。方甫具，史鹤亭太史至，见方中有大剂人参，骇曰：向因投参至剧，此得无谬乎？仲淳曰：病势先后不同。当时邪未退，滞未消，故不宜。今病久饱胀烦闷者，气不归元也。不食者，脾元虚也。不眠而烦者，内热津液少也。今宜亟用此药矣。四剂而瘳。后复病，仲淳诊之曰：此阴虚也，非前证矣。更以麦门冬、白芍药、甘枸杞、五味子、生地黄、车前子，而热遂退。(《先醒斋医学广笔记·脾胃》)

## 腹 痛

高存之长郎患腹痛。仲淳问曰：按之痛更甚否？曰：按之则痛缓。仲淳曰：此虚证也。即以人参等药饮之，数剂不愈，但药入口则痛止。其痛每以卯时发，得药渐安。至午痛复发，又进再煎而安。近晚再发，又进三剂而安，睡则不复痛矣。如是者月余，存之疑之。更他医药则痛愈甚，药入痛不止矣。以是服仲淳方不疑，一年后渐愈。服药六百剂，痊愈。

人参三钱　白芍药三钱　炙甘草一钱　橘红一钱五分
后加木瓜一钱　麦门冬三钱　当归身二钱
又重定方：
人参四钱　白芍药三钱　麦门冬三钱　甘草一钱五分　当归三钱
枸杞子三钱　山茱萸肉二钱　木瓜二钱　黄柏一钱五分　鳖甲二钱
又以鹿角胶间服。又以饮食少、时恶心，去当归、黄柏，加牛膝三钱，秦艽一钱五分，石斛二钱，酸枣仁三钱，延胡索一钱。
丸方：
鳖甲　北五味　白芍药各四两　当归身五钱　麦门冬　牛膝　黄

柏<sub>蜜炙</sub> 枸杞<sub>各四两</sub> 炙甘草<sub>二两</sub> 川续断<sub>酒洗,三两</sub> 杜仲<sub>酥炙,三两</sub> 怀熟地<sub>五两</sub> 山茱萸肉<sub>四两</sub> 白茯苓<sub>三两</sub> 车前子<sub>二两五钱</sub> 怀山药<sub>炒,三两</sub> 人参<sub>人乳浸,四两</sub> 天门冬<sub>酒洗,去心</sub> 鹿角胶<sub>各四两</sub>

炼蜜丸,每服四钱。(《先醒斋医学广笔记·虚弱》)

## 臂 痛

高存之长郎,两年腹痛愈后又患臂痛。每发一处,辄于手臂指屈伸之间肿痛不可忍,三四日方愈,痛时在手,即不能动。仲淳曰:此即前病之余,虚火移走为害也。立丸方,凡四五更,定服至此方,痊愈。

治臂痛方:

怀生地黄<sub>一斤</sub> 牡丹皮<sub>阔而厚者良,酒蒸,六两</sub> 山茱萸肉<sub>八两</sub> 白茯苓<sub>为末,水澄去筋膜,蒸晒再磨,以人乳拌晒数次,六两</sub> 山药<sub>八两,切片炒</sub> 泽泻<sub>米泔浸,切片炒,六两</sub> 天门冬<sub>去心,酒蒸,烘燥,六两</sub> 麦门冬<sub>去心,烘燥,八两</sub> 五味子<sub>如法烘干,八两</sub> 牛膝<sub>酒蒸,八两</sub> 黄柏<sub>切片,蜜拌炒褐色,八两</sub> 枸杞子<sub>去枯者及蒂,八两</sub> 砂仁<sub>二两,炒</sub> 甘菊花<sub>八两</sub> 何首乌<sub>一斤</sub> 虎前胫骨<sub>二对,酒蒸三日,酥炙透</sub> 白蒺藜<sub>炒去刺,十两</sub> 菟丝子<sub>三两</sub>

为细末,炼蜜丸如梧子大。每服五钱,空心白汤下。(《先醒斋医学广笔记·虚弱》)

## 嗳 气

高存之婿浦生,气上逆,每饭下一二口,辄嗳气数十口,再饭再嗳,食顷三四作。仲淳曰:此气不归元,中焦不运也。每剂须人参二钱。不信,服他医快气药愈甚。逾二三月,仲淳云:今须参四钱矣。不信。又逾二三月,仲淳云:今须参六钱矣。不信。又逾月,饮食不下,每呕,冷气如团而出,上下气不属,分必死。存之坐其家,迫令服仲淳药。服首剂不动,服再煎不动,然亦不如他汤药辄呕也。服三煎,忽心口下如爆一声,上则嗳气,下则小遗无算，上下洞然，即索粥，顿食三四碗，不上逆也。服五六剂，减参二钱，嗳逆复作，复用六钱而安。一月后，方减参二钱，服半年痊愈。

人参六钱　麦门冬三钱　五味子二钱　橘红一钱　砂仁一钱　白芍药二钱　角沉香五分　益智仁一钱五分　山茱萸肉三钱　真苏子二钱　枇杷叶三大片

水煎，临服加沉香汁十五匙，逆水芦根汁一大盏。又十倍为末，山药糊丸，空心白汤吞。（《先醒斋医学广笔记·虚弱》）

### 咳嗽痰喘

陆祚先乃正，咳嗽，饱胀，痰喘，水火不通，眠食俱废。

人参君　白芍药君　苏子炒研极细，佐　枇杷叶三大片　白茯苓佐　二服得眠，大小便通，啖粥。（《先醒斋医学广笔记·虚弱》）

### 心肾不交

顾仲恭心肾不交，先因失意久郁，及平日劳心，致心血耗散。去岁十月晨起，尚未离床，忽左足五趾麻冷，倏已至膝，便不省人事，良久而苏，乍醒乍迷，一日夜十余次。医者咸云痰厥。仲淳云：纯是虚火。服丸药一剂，今春觉体稍健，至四月后丸药不继而房事稍过，至六月初十，偶出门，前症复发，扶归，良久方醒。是日止发一次，过六日，天雨，稍感寒气，前症又发二次。见今两足无力，畏寒之甚，自腹以上不畏寒。

仲淳云：人之五脏各有致病之由，谨而察之，自不爽也。夫志意不遂则心病，房劳不节则肾病，心肾交病则阴阳将离，离则大病必作，以二脏不交故也。法当清热补心、降气豁痰以治其上，益精强肾、滋阴增志以治其下，则病本必拔，以心藏神，肾藏精与志故也。平居应独处旷野，与道流韵士讨论离欲之道，根极性命之源，使心境清宁，暂离爱染，则情念不起，真精自固，阴阳互摄而形神调适矣。

暂服汤液方：

贝母三钱　白茯苓三钱　远志肉一钱五分　酸枣仁五钱　苏子二钱
石斛三钱　麦门冬五钱　甘草炙，五分　木瓜三钱　牛膝八钱　石菖蒲
一钱，人乳和童便浸，忌铁

水二盅，煎八分，调入牛黄末一分，天竺黄末二分，竹沥一大杯，临卧饥时各一服。三剂后，加人参五钱，枇杷叶三片，调入牛黄一分，天竺黄三分，霞天膏五钱。

丸方：

远志肉　天门冬　麦门冬　白茯神　白茯苓人乳拌晒，各六两
枣仁八两　杜仲四两　怀生地八两　白芍药六两　甘草蜜炙，三两五钱
川黄柏六两　牛膝十两　五味子六两

蜜丸如梧子大。每空心服五钱，临卧六钱，石斛汤加竹沥送下。忌猪牛羊肉、羊血、面、蒜、胡椒、鲤鱼、牛乳、白莱菔。
（《先醒斋医学广笔记·虚弱》）

## 心腹痛

一人年三十三岁，因努力即发心腹饱满疼痛，直至脐下皆板，两胁空松不可言，腹寒即欲就火，火至稍睡痛止，大便不通，小便短缩似宿茶，日夜不卧，至五周时，饮食渐加，时常举发，大约性嗜酒、善怒、劳碌所致。仲淳为之疏方，用当归身五钱，牛膝四钱，麦门冬五钱，白芍药五钱，酒炒，炙甘草七分，五味子一钱，广橘红二钱，茅根打碎，一钱五分，怀生地三钱。宜多食韭菜、童便、胡桃肉。（《先醒斋医学广笔记·虚弱》）

## 遗　精

娄东王官寿患遗精，闻妇人声即泄，瘠甚欲死，医告术穷。仲淳之门人以远志为君，莲须、石莲子为臣，龙齿、茯神、沙苑蒺藜、牡蛎为佐使，丸服，稍止，然终不断。仲淳以前方加鳔胶一味，不终剂而愈。（《先醒斋医学广笔记·虚弱》）

## 目 痛

于中父患目珠痛如欲堕，胸胁及背如槌碎状，昼夜咳嗽，眠食俱废，自分不起，促仲淳诀别。仲淳曰：何至是耶！今日进童便三大碗，七日下黑血无数，痛除，咳、热如故。再投以二冬、贝母、苏子、橘红、白芍药、鳖甲、青蒿子、桑根白皮、五味子、百部、枇杷叶、竹沥、童便，久之未痊。太夫人及胞弟润父疑其虚，促用参、芪，仲淳不可。润父阴以黄芪二钱入前药尝之，竟夕闷热，目不交睫，始信仲淳不谬。固守前方，兼服嚼化丸勿辍，逾月平。盖中父病起于乃翁之变，哀伤过甚，更触恼怒所致，非虚也。肺热而实，肝火上冲，故不宜参、芪尔。(《先醒斋医学广笔记·虚弱》)

## 阴虚寒热

里中一童子，年十五，患寒热，咳嗽，面赤，鼻塞，夜剧，家人以为伤风。仲淳视之曰：阴虚也。盖伤风之证面色宜黯，今反赤而明。伤风发热必昼夜无间，今夜剧。鼻塞者，因虚则火上升壅肺，故鼻塞。以是知其阴虚也。投以麦门冬、五味、桑皮、贝母、百部、鳖甲、生地黄、沙参，不四剂瘳。(《先醒斋医学广笔记·虚弱》)

## 气 喘

臧仪部静涵，患气喘自汗，昼夜不眠食。诸医以外感治之，病甚。仲淳诊之曰：此肾虚气不归元，故火上浮，喘汗交作；脾虚故不思食。亟以麦门冬、五味子、枸杞子滋阴敛肺，以苏子、橘红降气消痰，以芍药、酸枣仁、茯苓补脾敛汗，不数剂瘳。(《先醒斋医学广笔记·虚弱》)

## 梦 遗

赵景之太史未第时，因肄业劳心太过，患梦遗证已三四年矣。

不数日一发，发过则虚火上炎，头面烘热，手足逆冷，终夜不寐，补心肾及涩精药，无不用过。壬申春，偶因感冒来邀诊视，谈及前证之苦。予为之疏一丸方，以黄柏为君，佐以地黄、枸杞、莲须、螵胶、山茱、五味、车前、天麦门冬之类，不终剂而瘳。初时，景之意恐黄柏太寒，不欲用。予谓尊恙之所以久而不愈者，正未用此药耳！《五脏苦欲补泻》云：肾欲坚，急食苦以坚之，黄柏是矣。肾得坚，则心经虽有火而精自固，何梦遗之有哉？向徒用补益收涩而未及此，故难取效。（《先醒斋医学广笔记·虚弱》）

## 齿衄

太学许韬美形体卑弱，神气短少，且素耽酒色，时常齿衄。辛未春，偶患右乳傍及肩背作痛异常，手不可近，扪之如火，日夜不眠。医以内伤治之，服桃仁、红花、乳、没、延胡、灵脂等药，廿余剂不效。邀余诊视，六脉虚数，肝肾为甚。予断为阴虚火旺之证，当滋养阴血，扶持脾胃，俾阴血渐生，虚火降下，则痛不求其止而止矣。如必以和伤治痛为急，则徒败胃气，克削真元，非所宜也。

疏一方付之，用生地、牡丹皮、芍药、牛膝、枸杞、续断、石斛、甘草、桑枝、麦冬、苏子。嘱其服十剂方有效，以阴无骤补之法耳。服至八剂后，复邀过看，诊其脉气渐和，精神渐旺，向未出房室，至此则能步至中堂，但痛处未尽除，然而生机则跃跃矣。惜其欲速太过，惑于群小，弃置予方，复以前药杂进。一月后，胃气果败，作呕逆；阴血愈耗，发潮热；脾气伤尽，作腹胀。再半月而死矣。（《先醒斋医学广笔记·虚弱》）

## 阴虚内热

顾季昭患阴虚内热，仲淳云：法当用甘寒，不当用苦寒。然非百余剂不可，慎勿更吾方。欲加减，使吾徒略加增损可也。果百剂而安。

天门冬　麦门冬　桑白皮　贝母　枇杷叶各二钱　地骨皮三钱　五味子一钱　白芍药二钱　鳖甲三钱　苏子研细，二钱　车前子二钱（《先醒斋医学广笔记·吐血》）

## 消　渴

湖州庠友张君时泰，辛酉正月骤发齿痛，十余日而愈。四月间焦劳过多，齿痛大发。医用石膏、知母等药投之，不效。用刀去齿间紫血，满口痛不可忍，齿俱动摇矣。至六七月间，饮食益多，小便如注，状如膏，肌肉尽削。至十一月，身不能起。冬末，用黄芪、地黄等药稍能起立，然善食易饥如故，小便如膏亦如故。今年二、三月愈甚，亦不服药，齿痛如故，当门二齿脱落，复加口渴，昼夜不止。此中、下二消证也。予为立后方，服未数剂而瘳。

麦门冬五两　五味子三钱　黄连三钱　芦根五两　黄芪五钱　怀生地黄六钱　天门冬一两

用缲丝汤十碗，煎两碗，不拘时服。

丸方于前药中加黄柏三两，牛膝五两，沙参六两，枸杞子四两，五味子六两，蜜丸。常服，遂不复发。（《先醒斋医学广笔记·消渴》）

## 酒　病

施灵修有一里人善酒，卧床褥者三年。灵修怜而索方于仲淳。仲淳亲诊之，知其酒病也。夫酒湿热之物，多饮者湿热之邪贯于阳明，湿热胜则下客于肾而为骨痿。昔人治痿病取阳明，以五味子为君，黄连为臣，麦门冬、干葛、白扁豆为佐服之。（《先醒斋医学广笔记·杂证》）

## 养　生

蕲州何刺史年七十余，守桐川，饮啖过少年。叩其故，曰：平生服苍术丸，每日数钱。

真茅山苍术四斤，如法洗浸，去皮切片，以桑椹、怀生地、何首乌各一斤，熬浓汁至无味而止，去渣滤清，下苍术浸之，晒干复浸，汁尽为度，细末，又以人乳拌匀，晒干数次，约重数两，炼蜜为丸，白汤或酒吞。(《先醒斋医学广笔记·脾胃》)

### 三、妇科医案

#### 产后虚喘

于中甫夫人产后气喘，仲淳投以人参五钱，苏木五钱，麦门冬五钱，一剂愈。五日后，忽自汗无间，昼夜闻响声，及饮热茶汤，即汗遍体，投以人参五钱，黄芪五钱，加当归身、生地黄，二剂，不效，即令停药弥日。金坛俗忌未弥月不得诊视。仲淳遍检方书，至《证治要诀》治汗门内，有凡服固表药不效者，法当补心。汗者，心之液也。洒然曰：是已。于夫人素禀有火气，非不足也。

产后阴血暴亡，心主血，故心无所养而病汗，亟以炒酸枣仁一两为君，生地黄、白芍药、麦门冬、五味子、枸杞、牛膝、杜仲、当归身、阿胶、牡蛎、龙眼肉大剂与之，至三十二剂，罔效。中甫惧曰：得无不起乎？或药应更改乎？仲淳曰：非也。吾前所以投参、芪不应而遽止之者，以参、芪为气分药，剂且大，其不应者，必与证不合也。兹得其情，复何惑乎？盖阴血者难成易亏者也，不可责效旦夕。仍投前剂，至四十二帖，忽得睡，汗渐收，睡愈熟。睡至四日夜，一醒霍然，颜色逾常，血足则色华也。(《先醒斋医学广笔记·妇人》)

#### 产后腿疼

王善长夫人产后腿疼，不能行立，久之饮食不进，困惫之极。仲淳诊之曰：此脾阴不足之候。脾主四肢，阴不足故病下体。向所饮药虽多，皆苦燥之剂，不能益阴。用石斛、木瓜、牛膝、白芍药、酸枣仁为主；生地黄、甘枸杞、白茯苓、黄柏为臣；甘草、车

前为使。投之一剂，辄效，四剂而起。昔人治病必求其本，非虚语也。(《先醒斋医学广笔记·妇人》)

## 产后发寒热

施灵修乃正，产后发寒热，咳嗽不止，因本元虚弱，误用姜、桂，势甚剧，数剂辄定。

鳖甲四钱　山楂肉五钱　橘红二钱　当归二钱　青蒿子二钱五分　白芍药四钱　牛膝四钱　杜仲二钱五分　枣仁八钱　远志肉一钱　麦门冬五钱　五味子一钱　生地黄四钱　茯神三钱　益母草五钱　竹叶三十片

偶伤风，加荆芥一钱，防风五分。咳嗽甚，加桑白皮三钱。有痰，加苏子、贝母各二钱。腰痛，加枸杞子五钱。瘀血未尽，加黑豆炒，一大把。脾胃不佳，去牛膝、生地、益母草。

丸方：

鳖甲六两　牛膝酒蒸，六两　青蒿子四两　怀生地　白芍药　枣仁各六两　当归身　真阿胶重汤酒炖化入药，各四两　白茯苓六两　远志肉　杜仲各三两　麦门冬六两　五味子四两　枸杞子六两　怀山药切片，炒黄，四两　牡丹皮酒蒸，二两五钱　山茱萸肉四两　砂仁炒，二两　牡蛎粉火煅通红，淬入醋中，如此七次，研如飞面，三两

细末，炼蜜丸如梧子大。每五钱，空心白汤吞，饥时更进一服。(《先醒斋医学广笔记·妇人》)

## 产后头疼

黄桂峰乃正，产后头疼，大便秘。用生料五积散一剂，不效。仲淳加归身一两，一服大便通，头疼立止。

张璇浦乃正产六朝发狂，持刀杀人。阴血暴崩，肝虚火炎故也。仲淳令先饮童便一瓯，少止；再服龙齿、泽兰、生地、当归、牛膝、茯神、远志、酸枣仁大剂，仍加童便，顿服而止。

王六息乃正产后惊悸，闻声辄死，非用力抱持，则虚烦欲死，

如是累月。仲淳曰：此心脾肝三经俱虚也。用人参、酸枣仁、茯神、远志、芍药、石斛、甘草、麦门冬、五味、丹砂为丸，以龙眼汤吞。弥月而愈。(《先醒斋医学广笔记·妇人》)

## 产后暴崩

贺函伯乃正小产后阴血暴崩，作晕恶心，牙龈浮肿，喉咙作痛，日夜叫号不绝。仲淳曰：此证因失血过多，阴气暴亏，阳无所附，火空则发，故炎上，胸中觉烦热，所谓上盛下虚之候也。法当降气，气降则火自降矣。火降则气归元，而上焦不烦热，齿龈肿消，喉咙痛止，阳交于阴而诸病自已尔。

苏子研细，二钱五分 麦门冬去心，四钱 白芍药酒炒，四钱 青蒿子二钱五分 牛膝四钱 五味子打碎，五分 鳖甲 生地黄 甘枸杞各四钱 枇杷叶三大片 川续断二钱 酸枣仁炒爆研，五钱 橘红二钱

河水二盅半，煎一碗，加童便一大杯，郁金汁十二匙，空心服时，进童便一杯。(《先醒斋医学广笔记·妇人》)

## 产后发热

庄敛之次女，产后恶露未净，至夜发热，脾胃怯弱，腰腹大痛。时师谓产后气血俱虚，投以人参、当归诸补剂转剧。敛之深以为忧，恐其成蓐劳也。余诊视之，谓不数帖即痊矣，安用过虑？

为疏一方：白芍药三钱，红曲二钱，山茱萸肉四钱，橘红一钱五分，麦门冬四钱，苏子二钱，车前子二钱，炙甘草八分，干葛一钱半，白扁豆三钱，杜仲三钱，牛膝五钱，黑豆八钱，泽兰一钱，青蒿子四钱。十剂而恶露净，发热已，腹痛亦止，但腰痛尚未尽除，而脾胃尚未健。

更为改定一方：白芍药四钱，山楂肉三钱，橘红三钱，砂仁二钱，麦芽三钱，石斛三钱，莲肉四十粒，白扁豆三钱，杜仲二钱，五味子一钱，山茱萸肉二钱，炙甘草五分，沙参三钱，牛膝五钱。十余剂，脾胃亦佳，其病遂瘳。(《先醒斋医学广笔记·妇人》)

## 羸 弱

顾太学叔夏内人，舟中为火所惊，身热羸弱，几成瘵。群医误投参、芪，势危甚。仲淳以清肌安神之剂与之，戒以勿求速效。凡数十剂而安。

麦门冬二钱　鳖甲小便炙，三钱　青蒿子　银柴胡　桑白皮冬采，蜜炙，忌铁，各二钱　五味子一钱　枇杷叶二钱　白芍药一钱　生地黄酒洗，一钱　薏苡仁三钱（《先醒斋医学广笔记·妇人》）

## 心口痛

高存之夫人患心口痛，一日忽大发，胸中有一物上升冲心，三妇人用力捺之不下，叫号欲绝。存之曾预求仲淳立此方，是日急煎服之。服一盏，冲上者立堕下，腹中作痛不升矣；再服，腹中痛者亦消。二日后，以病愈起洗沐，又忽作呕，头痛如劈。存之曰：此即前证，煎前药服之，立安。

白芍药酒炒，三钱　炙甘草五分　吴茱萸汤泡三次，八分　白茯苓二钱　延胡索醋煮切片，一钱　苏子炒研，一钱五分　橘红盐水润过，一钱二分

后加半夏一钱，姜汁拌炒，旋覆花一钱，木通七分，竹茹一钱。（《先醒斋医学广笔记·妇人》）

## 血虚心痛

予妇今春忽患心痛连下腹，如有物上下撞，痛不可忍，急以手重按之，痛稍定，按者稍松，即叫号。仲淳曰：此必血虚也。脉之果然。急投以白芍药五钱，炙甘草七分，橘红三钱，砂仁炒，三钱，炒盐五分。二剂稍定。已又以牛黄苏合丸疏其气，嗳气数次，痛徐解。予问故，仲淳曰：白芍药、甘草治血虚之圣药也，因久郁气逆，故减甘草之半，仲景甲己化土之论详矣，诸医不解尔。炒盐者何？曰：心虚以炒盐补之，即水火既济之意也。予惧俗师概以痰

火、食积疗心腹之痛，故疏其详如左。（《先醒斋医学广笔记·妇人》）

## 喉间作梗

梁溪一妇人，喉间如一物上下作梗，前后扳痛。服仲淳方二十剂，痊愈。

番降香一钱　川通草五分，二味服三剂去之　苏子二钱　橘红二钱
枇杷叶三片　人参一钱　炙甘草七分　石菖蒲一钱　麦门冬三钱
甘菊花二钱　白芍药三钱　远志一钱　白豆蔻仁四分　木瓜二钱　石斛酒蒸，二钱

加芦根汁一盅同煎，入姜汁二匙。（《先醒斋医学广笔记·妇人》）

## 头痛作呕

梁溪一女子，头痛作呕，米饮不能下。仲淳云：因于血热，虚火上炎。

麦门冬五钱　橘红二钱　枇杷叶三大片　苏子一钱五分　白芍药三钱　木瓜二钱　白茯苓二钱　甘菊花一钱五分　乌梅肉二枚　竹沥一杯　芦根汁半碗

一二剂呕止，头尚痛，加天门冬二钱，头痛少止，再加土茯苓二两，小黑豆一撮，痊愈。（《先醒斋医学广笔记·妇人》）

## 腰　痛

先安人因亡女，忽患腰痛，转侧艰苦，至不能张口受食。投以鹿角胶不效，以湿痰疗之亦不效。遍走使延仲淳，曰：此非肾虚也，如肾虚不能延至今日矣。用白芍药三钱，橘红二钱，白芷二钱，炙甘草一钱，香附童便浸炒，三钱，肉桂二钱，乳香、没药各七分半，灯心同研细，临服下之。一剂，腰脱然，觉遍体疼。仲淳曰：愈矣。再煎滓服，立起。予骇问故，仲淳曰：此在《素问》木

郁则达之，顾诸君不认尔。(《先醒斋医学广笔记·白带赤淋》)

## 中满腹胀

祝氏妇年五十余，患中满腹胀，兼崩漏下虚。清上则下虚弥甚，清下则上胀弥甚。仲淳为立二方：以苏子、石斛、陈皮、知母、玄参、人参、白芍药治其上；以地榆、阿胶、木瓜、牛膝、杜仲、茜根、椿皮治其下。各为丸，分食前后服之，渐愈。(《先醒斋医学广笔记·白带赤淋》)

## 不 寐

顾太学叔夏内人，患阴虚火证，彻夜不眠者两月，饮食俱废，形体日削，中外疑其必无救矣。予为之诊视，决其必无大害，第要多需时日耳。用大剂人参、枣仁、茯神、远志、生地、当归、五味、麦冬。因虚甚气怯，佐以琥珀、辰砂、金银器之类，约百余剂而瘳。后友人询其故，予谓此病虽属虚，幸脏腑无损，心经虽有火，幸不至烁肺，多服补阴收敛之剂，则水火自然升降，所云壮水制阳光正此耳。至于久病脉调，身不发热，岂有他虞哉。(《先醒斋医学广笔记·白带赤淋》)

## 四、儿科医案

## 便 血

存之幼郎病内伤，大小便俱血。诸医竟用红花、桃仁，病愈甚。仲淳曰：桃仁之类疏其瘀也，血且行，奈何又重伤之？伤则补之而已。以生地黄四钱，川续断及杜仲、牛膝等饮之，稍平，而腹痛不已。仲淳曰：是在《内经》强者气盈则愈，弱者着而成病。加人参二钱，一剂而愈。(《先醒斋医学广笔记·幼科》)

## 心 痛

月埠张氏儿十岁，自幼心痛，得于母气，不时发者，发时饮食不进，呻吟反复三四日。仲淳疏方，药入口即止。槟榔一钱，黑丑一钱，木香五分，使君子二钱，橘红二钱，白茯苓三钱，白芍药二钱，旋覆花二钱，猪苓一钱五分。（《先醒斋医学广笔记·幼科》）

## 痨 疳

张守为幼郎，患痨疳，嗜食易饥，腹如蜘蛛，过数日一泻，泻则无度，面目黧黑，指节中亦几无剩肉矣。其母亦病，诊脉紧数，骨蒸劳热，大渴引饮，淋闭，腹大如鼓。马铭鞠曰：儿病实母病也。用麦门冬、枇杷叶、怀生地、白芍药、青蒿、鳖甲之属以治母；用干蟾为君，加犀角、羚羊角、白芙蓉花、牛黄，每用分许，日入鸡肝内，饭上蒸服以治儿；再用滑石、白扁豆、白茯苓、车前子、山楂肉、五谷虫等份为末，拌人乳晒干七次，略入砂仁末，陈皮汤丸弹子大，日进两丸。不二十日，予母俱痊。二方绝无药气，故儿喜吃之。（《先醒斋医学广笔记·幼科》）

## 慢脾风

华叔蟾乃郎慢脾风，五六日愈。愈甫三四日，即过多饮食，连浴两宵，复痰壅沉迷，面目俱浮，胸腹肿满，呕吐，乳食不进，角弓反张，二便交秘。有欲进以牛黄丸者。马铭鞠曰：下咽死矣。此病后虚证也，然参且勿用。用麦门冬三钱，枇杷叶三片，贝母二钱五分，桑白皮一钱五分，杏仁一钱，藿香一钱，新鲜大糖球一枚，苍术用人乳汁炒三次，八分，橘红一钱二分，加灯心煎，临服入姜汁。逾时小便随利，腹即宽而诸证悉退，尽剂竟愈。以此知婴儿病后不可不慎。

即此儿半年后，下午连食冷鸭子二枚，午间又纵恣饮食，更余病发，上不吐，下不泻，胸腹胀满，目闭气喘，身热，按其胸腹则

双手来护。马曰：食也。鸭子黄闭气，得水则化，今尚在胃口。急
索大枣数枚，煎汤，入砂仁钱许以通其气，儿渴，顿饮碗许，气渐
通，目开，手足亦渐流动。再煎饮之，夜半，吐泻交作，次日勿药
而愈。(《先醒斋医学广笔记·幼科》)

## 痰 证

万中丞涵台患痰证，合琥珀丸，不用弃去。马铭鞠曰：此幼科
绝胜药也。开缄，而琥珀清香之气触鼻入脑，光莹可爱。取之，凡
遇慢惊，投之神验，兼治小儿一切虚证。如华虚舟五郎，尪甚善
哭，周岁中，每哭即气绝，绝而苏，一饭时许矣。至三岁外，其病
日深，哭而绝，绝而苏，甚至经时。初或一月一发，后则频发，有
日再发者。投以此药，人参圆眼汤下数丸，遂瘳。

琥珀丸方：

琥珀三钱　天竺黄二钱　人参三钱　茯神二钱　粉甘草三钱　朱
砂一钱五分　山药一两　胆星二钱　莲肉三钱

炼蜜丸，朱砂为衣。每服一钱。(《先醒斋医学广笔记·幼科》)

## 丹 毒

庄敛之艰嗣，辛酉幸举一子，未及三月，乳妇不善抚养，盛暑
中拥衾令卧，忽患丹毒，遍游四肢，渐延腹背。敛之仓皇来告，予
曰：儿方数月，奈何苦之以药。急以犀角绞鲜梨汁磨服。敛之问
故，予曰：犀角能解心热，而梨汁更能豁痰，且味甘，则儿易服。
别疏一方，用荆芥穗二钱半，鼠黏子二钱，怀生地四钱，牡丹皮一
钱五分，玄参三钱，栝楼根三钱，薄荷叶一钱，竹叶百片，麦门冬
去心，四钱，生甘草三钱，连翘三钱，贝母去心，三钱，生蒲黄二
钱。令煎与乳妇服之，乳汁即汤液矣。敛之依法治之，一日夜，赤
者渐淡。再越日，丹尽退。后卒以乳妇不戒，患惊风而殇。(《先醒
斋医学广笔记·幼科》)

# 痘

## 案一

孙生东疗郑黄门子血热毒甚初起,急以犀角地黄汤疗之不效,至用白芍药八钱,一泄毒解,徐补收功。家弟玄箸一发热即谵语,唇肿,齿黑,痘欲出不出,医者以为发斑伤寒也。延仲淳、施季泉不至。予曰:事急矣。以生地八钱,白芍药五钱,黄芩、黄连各二钱,稍加发药。日三剂,势稍定,痘渐次出。医者曰:尔时宜发痘,奈何以凉剂遏之?予曰:解毒即所以发也。未几,季泉至,以予言为然,第减地黄、芍药之半,复于助浆中兼清凉之剂,九十朝浆足,卒伤一目。仲淳曰:使子之言尽行,则目亦可不眇矣。厥后方大便,此真血热证也。(《先醒斋医学广笔记·幼科》)

## 案二

一小儿初痘,血热甚。黄绮云用怀生地三两,浓煎顿饮。其痘紫色立转红。(《先醒斋医学广笔记·幼科》)

## 案三

臧玉涵次郎,年十六,因新婚兼酒食,忽感痘。诸医以为不可治。施季泉至,八日浆清,寒战咬牙,谵语,神思恍惚。诸医皆欲以保元汤大剂补之,季泉以为不然。改用犀角地黄汤,得脱痂,后忽呕吐,大便燥结,淹延一年,群医束手,告急仲淳。仲淳视其舌多裂之,曰:必当时未曾解阳明之热,故有是症。命以石膏一两,人参一两,麦门冬五钱,枇杷叶、橘红、竹沥、童便为佐。一剂即安,再进二剂,膈间如冷物隔定,父母俱谓必毙。仲淳曰:不妨,当以参汤投之。服两许,即思粥食,晚得大便,夙疾顿瘳。(《先醒斋医学广笔记·幼科》)

# 痘 泄

一小儿痘泄,诸医以升涩之剂投之,不效。黄绮云至,以白芍药约三两余,酒炒,一剂即止。此脾虚有热故也。(《先醒斋医学广

笔记·幼科》)

## 痘后目痛

梁溪一女子，痘后目痛，上白翳，不见物，服二十剂痊愈。

谷精草二钱　草决明炒研，一钱五分　川黄连酒炒，一钱五分　怀生地二钱　川芎八分　甘草六分　白蒺藜炒研，一钱　柴胡七分　甘菊花二钱　石菖蒲一钱　木贼草一钱五分　玄参一钱五分　连翘一钱　麦门冬二钱（《先醒斋医学广笔记·幼科》）

## 痧　疹

痧疹者，手太阴肺、足阳明胃二经之火热，发而为病者也。小儿居多，大人亦时有之，殆时气瘟疫之类欤。其证类多咳嗽，多嚏，眼中如泪，多泄泻，多痰，多热，多渴，多烦闷，甚则躁乱咽痛，唇焦神昏，是其候也。治法当以清凉发散为主。药用辛寒、甘寒、苦寒以升发之。惟忌酸收，最宜辛散。误施温补，祸不旋踵。辛散如荆芥穗、干葛、西河柳、石膏、麻黄、鼠黏子。清凉如玄参、栝楼根、薄荷、竹叶、青黛。甘寒如麦门冬、生甘草、蔗浆。苦寒如黄芩、黄连、黄柏、贝母、连翘。皆应用之药也。量证轻重，制剂大小，中病则已，毋太过焉。

痧疹乃肺胃热邪所致。初发时必咳嗽，宜清热透毒，不得止嗽。疹后咳嗽，但用贝母、栝楼根、甘草、麦门冬、苦梗、玄参、薄荷，以清余热，消痰壅则自愈，慎勿用五味子等收敛之剂。多喘，喘者热邪壅于肺故也，慎勿用定喘药，惟应大剂竹叶石膏汤加西河柳两许，玄参、薄荷各二钱。如冬天寒甚，痧毒为寒气郁于内不得透出者，加蜜酒炒麻黄一剂立止。凡热势甚者，即用白虎汤加西河柳，切忌过用升麻，服之必喘。多泄泻，慎勿止泻，惟用黄连、升麻、干葛、甘草，则泻自止。疹家不忌泻，泻则阳明之邪热得解，是亦表里分消之义也。

痧后泄泻及便脓血，皆由热邪内陷故也，大忌止涩，惟宜升散，仍用升麻、干葛、白芍药、甘草、白扁豆、黄连，便脓血则加滑石末，必自愈。痧后牙疳最危，外用雄黄牛粪尖，煅存性，研极细，加真片脑一分，研匀吹之；内用连翘、荆芥穗、玄参、干葛、升麻、黄连、甘草、生地黄，水煎，加生犀角汁二三十匙调服，缓则不可救药。痧后元气不复，脾胃虚弱，宜用白芍药、炙甘草为君；莲肉、白扁豆、山药、青黛、麦门冬、龙眼肉为臣。多服必渐强，慎勿轻用参、术。痧后生疮不已，余热未尽故也。宜用金银花、连翘、荆芥穗、玄参、甘草、怀生地、蒺藜胡麻、黄连、木通，浓煎饮之良。

　　贺知忍少子病痧疹，家人不知，尚以肉饭与之。仲淳适至，惊曰：此痧证之极重者，何易视之？遂以西河柳两许，杂以玄参三钱，知母五钱，贝母三钱，麦门冬两许，石膏两半，竹叶七十片。二剂而痧尽现。遍体皆赤；连进四剂，薄暮矣。知忍曰：儿今无恙乎？仲淳曰：痧虽出尽，烦躁不止，尚不可保。再以石膏三两，知母一两，麦门冬三两，加黄芩、黄连、黄柏各五钱，西河柳一两，竹叶二百片。浓煎饮之，烦躁遂定而瘥。（《先醒斋医学广笔记·幼科》）

## 脾虚不食

　　顾鸣六乃郎，禀赋素弱，年数岁，患脾虚证，饮食绝不沾唇，父母强之，终日不满稀粥半盂，形体倍削，鸣六深以为忧。予为之疏一丸方，以人参为君，茯苓、山药、橘红、白芍药、莲肉、扁豆为佐，更定一加味集灵膏相间服之。百日后饮食顿加，半年肌体丰满。世人徒知香燥温补为治脾虚之法，而不知甘寒滋润益阴之有益于脾也。治病全在活法，不宜拘滞。（《先醒斋医学广笔记·幼科》）

## 五、外科医案

## 耳疔

　　顾博士伯钦内人，左耳患疔，时方孕。仲淳先以白药子末，鸡子清调涂腹上护胎；次以夏枯草、甘菊、贝母、忍冬、地丁之属，大剂饮之。一服痛止，疔立拔，胎亦无恙。白药子疗马病者也。（《先醒斋医学广笔记·肿毒》）

## 颏下硬块

梁溪一女子，颏下发一硬块而不痛，有似石瘿。仲淳疏方服十剂全消。

贝母去心，三钱　连翘二钱　鼠黏子酒炒研，一钱五分　栝楼根二钱　金银花五钱　何首乌去皮，竹刀切片，三钱　白及二钱　苍耳子研细，一钱五分　生甘菊五钱　青木香一钱五分　紫花地丁五钱

先用夏枯草五两，河水五碗，煎至三碗，去渣，纳前药，同煎至一碗。

敷药方：

南星三两　海藻　昆布　槟榔　姜黄　白蔹　猪牙皂角各一两　细末，醋调敷。（《先醒斋医学广笔记·肿毒》）

## 臂疖

梁溪一妇人生疖臂上，服此半日，立出血脓愈。

连翘二钱　白芷二钱　甘菊一两　紫花地丁五钱　白及二钱　粉甘草三钱　金银花五钱　生地三钱　地榆四钱　皂角刺一钱　栝楼根二钱　茜草三钱　鼠黏子一钱（《先醒斋医学广笔记·肿毒》）

## 跨马痈

谈公武患跨马痈，外势不肿，毒内攻，脓多，疮口甚小，突出如指大一块，触之痛不可忍。多饮寒剂，外敷凉药，毒内攻，胃气俱损。铭鞠尽去围药，洗净疮口，但用一膏药以护其风，用大剂黄芪、山药、怀生地、白芷、牛膝、米仁、金银花，杂以健脾药。十余剂脓尽，再数剂，肉长突出者平矣。后服六味丸斤许，精神始

复。(《先醒斋医学广笔记·肿毒》)

## 腿　痈

### 案一

江都尹奉麓乃尊，毙于腿痈。其子九岁亦患之，就医弥月，势渐甚。铭鞠按之坚如石，幸儿气厚，可内消。用牛膝、薏苡、地榆、生地、鼠黏子、金银花、连翘、粉草，皆仲淳常用法也。初剂加利药微利之，即稍宽。过两剂加汗药微汗之，势益宽。至数剂，取穿山甲末五钱，半入煎，半调药送下。儿善饮，令儿一醉，自此顿消，半月地下行矣。初一医欲开刀，遇铭鞠中止。凡外科宜以开刀为戒。(《先醒斋医学广笔记·肿毒》)

### 案二

陆封公养质患腿痈，疡医用忍冬花、角刺、连翘、白芷、贝母、天花粉、陈皮、乳香、没药，治之不效。仲淳即前方加棉地榆、炙甘草、紫花地丁，服三四剂愈。(《先醒斋医学广笔记·肿毒》)

## 膝下疖

梁溪一男子生疖膝下，楚①甚。仲淳适至，即于席间作剂服之，饮酒数杯，疖立破，出鲜血愈。

连翘二钱　白芷二钱　粉甘草水炙，三钱　金银花五钱　牛膝三钱　怀生地三钱　地榆四钱　皂角刺一钱　鼠黏子酒炒研，一钱 (《先醒斋医学广笔记·肿毒》)

## 鹤膝风

治鹤膝风。一人患此五年，敷药三日即愈。王心涵传。

乳香　没药各一钱五分　地骨皮三钱　无名异五钱　麝香一分

---

① 楚：痛。

各为末，用车前草捣汁，入老酒少许，调敷患处。(《先醒斋医学广笔记·肿毒》)

## 水银中毒

李行甫患霉疮，俗呼广疮。误用水银、番硇等药搓五心，三日间舌烂、齿脱、喉溃，秽气满室，吐出腐肉如猪肝色，汤水不入，腹胀，二便不通。医皆谢去，独用治喉药吹喉，痰壅愈甚，痛难忍，几死。仲淳按其腹不痛，虽胀满未坚，犹未及心，知水银毒入腹未深，法宜以铅收之。急用黑铅斤余，分作百余块，加大剂甘桔汤料，金银花、粉草各用四五两，水二三十碗，锅内浓煎，先取三四碗，入汤注中徐灌之，任其自流，逾时舌渐转动，口亦漱净，即令恣饮数盏。另取渣再煎，连前浓汁，频濯手足。次日二便去黑水无算，始安。方用吹口药，及败毒托里药数剂而愈。后贾仆有颜孝者，亦患霉疮，误用水银熏条，其证亦如行甫，即以前法治之，次日立起。

治霉疮。

猪胰脂二两　金银花二钱　皂角刺一钱　芭蕉根一两　雪里红五钱　五加皮二钱　土茯苓白色者，二两　皂荚子七粒，打碎　独核肥皂仁七粒，切片　白僵蚕炙，七分　木瓜一钱　白鲜皮一钱　蝉蜕一钱

年久力衰者，加薏苡仁五钱，甘草节二钱，绵黄芪三钱，怀生地二钱，人参二钱。久不愈，加胡黄连三钱，胡麻仁二钱，全蝎七枚。

水三大碗，煎一碗，不拘时，饥则服。(《先醒斋医学广笔记·肿毒》)